툭하면 아픈 아이,
흔들리지 않고 키우기

툭하면 아픈 아이, 흔들리지 않고 키우기

1판 1쇄 발행 2019. 11. 11.
1판 2쇄 발행 2024. 10. 25.

지은이 강병철

발행인 박강휘
편집 강미선, 강영특 디자인 지은혜

발행처 김영사
등록 1979년 5월 17일(제406-2003-036호)
주소 경기도 파주시 문발로 197(문발동) 우편번호 10881
전화 마케팅부 031)955-3100, 편집부 031)955-3200 | 팩스 031)955-3111

값은 뒤표지에 있습니다.
ISBN 978-89-349-9949-2 03510

홈페이지 www.gimmyoung.com   블로그 blog.naver.com/gybook
인스타그램 instagram.com/gimmyoung   이메일 bestbook@gimmyoung.com

좋은 독자가 좋은 책을 만듭니다.
김영사는 독자 여러분의 의견에 항상 귀 기울이고 있습니다.

원칙과 기본이 있는 육아의 정석

툭하면
아픈 아이

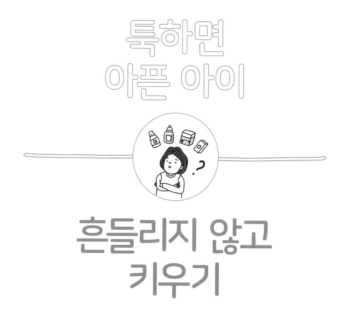

흔들리지 않고
키우기

소아청소년과 전문의
강병철

김영사

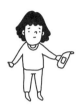

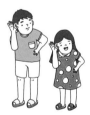

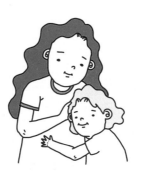

책을 시작하며

안녕하세요, 소아청소년과 전문의 강병철입니다.

전반적으로 현재는 인류 역사상 가장 풍요롭고, 가장 안전한 시대입니다. 그런데 엄마들은 그 어느 때보다도 아이 키우기를 어려워합니다. 가난했던 옛날, 자식을 대여섯 명씩 낳아 기르던 때보다 더 어려워합니다. 물론 갈수록 심해지는 양극화라는 문제도 있고, 계층 이동의 사다리를 걷어차는 정의롭지 못한 사회라는 문제도 있습니다. 하지만 그런 문제가 해결되어도 여전히 육아는 부담스러울 겁니다. 저는 이전에 쓴 책에서 오늘날 육아가 그토록 어려운 일이 된 이유를 세 가지로 정리해보았습니다. 그 시각이 여전히 유효하다고 생각하기에 여기에 옮겨봅니다.

첫째, 우리는 미래를 예측할 수 있다고 생각합니다. 칼슘제를 먹이면 아이 키가 더 자라고, 임신 몇 개월에 모차르트의 음악을 들으면 IQ가 향상될 거라고 믿습니다. 뭘 먹이면, 몇 시에 재우면, 뭘 보여주면 더 건강해지고, 더 잘 자라고, 더 똑똑해진다고 생각합니다. 모든 것을 예측할 수 있다는 생각의 주범은 두말할 것도 없이 인터넷을 통한 정보의 범람입니다. 사실 이런 정보의 99%는 근거가 부족하거나, 뭔가 딴 뜻이 있거나, 심지어 해롭습니다. 그 피해는 심각합니다. 불필요한 곳에 돈과 시간을 낭비하고, 때로는 건강을 잃기도 합니다. 더 나쁜 것은 부모가 뭔가 잘못하면 아이의 미래를 망칠 것 같은 기분이 든다는 겁니다. 그러니 육아가 부담스러울 수밖에 없습니다.

둘째, 우리는 아이를 최고로 키워야 한다고 생각합니다. 내 아이가 키도 제일 커야 하고, 머리도 제일 좋아야 하고, 소변도 제일 빨리 가려야 하고, 달리기도 제일 잘해야 하고…. 그러다 보니 아이를 키운다는 것이 일등주의에 물든 경쟁판이 돼버렸습니다. 뭐든지 비교하고, 뭐라도 조금 처지면 부모 탓이라고 생각합니다. 경쟁은 그 자체로도 불쾌하고 피곤한 것입니다. 느긋하고 행복해야 할 육아와 절대 양립할 수 없는 것이 있다면 비교와 경쟁입니다.

셋째, 우리는 뭔가를 하는 것이 아무것도 하지 않는 것보다 낫다고 생각합니다. 이런 사고방식을 'Do-Somethingism'이라고 합니다. 우리 인간은 수만 년간 진화를 거듭한 결과 지금의 모습을 갖추었습니다. 수백 세대를 거치며 환경에 적응한 존재가 우리 아이들입니다. 대부분의 아이는 사실상 완벽에 가까운 존재입니다. 아무것도 하지 않는 편이 섣불리 뭔가를 시도하는 것보다 더 나은 경우가 많습니다. 아이가 아프면 당장 뭔가를 해야 할 것 같은 심리에 사로잡혀 불안해지지요. 바로 이때 의사를 만나야 합니다. 믿을 만한 의사 선생님이 아무것도 할 필요가 없으니 조금 기다리자고 하면 기다릴 줄도 알아야 합니다.

그런데 이렇게 정리하고 보니 아이를 키우는 부모의 내적인 요인만 언급한 것처럼 느껴집니다. 왜 우리는 이런 사고방식을 갖게 되었나요? 외부적인 요인은 없을까요? 두 가지가 문제입니다.

첫째는 미신입니다. 점을 치고 굿을 하는 것만 미신이 아니에요. 비과학적이면서 끈질긴 믿음은 모두 미신입니다. 미신은 인간의 심리적 원형을 건드리기 때문에 때로는 상식처럼 느껴집니다. 얼마 전 아이를 키우는 부모님들과 대화하면서 아직도 주사를 주는 병원이 있다는 말을 듣고 깜짝 놀랐습니다. 우리는 왜 주사를 맞으려는 걸까요? '뿌린 만큼 거둔다', 또는 '고생 끝에 낙이 온다'는 믿음 때문입니다. 아이가 엉덩이가 뻐근할 정도로 아픈 주사를 맞으면 엄청 웁니다. 고통을 겪은 거죠. 부모는 아이가 나름 큰 대가를 치렀으니 그만큼 좋은 결과가 나오리라 생각합니다. 미신이죠. 흔한 병으로 소아과를 찾는 어린이에게 주사를 놓는 것은 아무런 효과도 없습니다(어른도 마찬가지입니다). 아무런 효과도 없는데 아이를 아프게 한다면 아동학대입니다.

둘째는 상업주의입니다. 미신과 달리 이놈은 매우 조직적이고 교묘합니다. 트렌드를 만들고(피자집에서 청량음료를 무제한으로 마시면서 생일파티를 해야 세련된 거고, 새로 나온 핸드폰 정도는 들고 다녀야 쿨한 거고), 경쟁을 부추기고(아직도 아이 키 때문에 걱정이세요? 옆집 아이들은 다 이걸 먹는데…), 유명인과 캐릭터를 동원하고(어린이용 건강식품을 보세요), 스스럼없이 과학의 탈을 쓰기도 합니다(때로는 의사인 저도 '여태 이런 걸 모르고 있었나' 하고 찾아보고 역시나 씁쓸하게 고개를 젓습니다).

요즘은 누구나 바쁘지요. 맞벌이가 상식이 되었습니다. 우리 사회는 행복보다 실적에 초점을 맞추기 때문에 직장생활은 피곤합니다. 모든 인간관계에 권위주의와 서열이 매겨져 있어 감정노동도 끝이 없지요. 파김치가 된 몸을 끌고 퇴근하면 집에는 집에서대로 해야 할 일이 한가득입니다. 몸과 마음이 지쳐 있는데 아이는 정말 잘 키우고 싶습니다. 너무 바빠 충분히 신경을 써주지 못하는 게 아닌가 하는 미안함도 있습니다.

세상에 제일 속이기 쉬운 사람이 누군지 아세요? 간절한 사람입니다. 뭔가를 간절히 바라는 사람은 원하는 것을 주겠다는 약속만 하면 바로 속아 넘어갑니다. 그러니 미신과 상업주의를 이길 수 없습니다.

이 책은 인터넷 서점 YES24에서 운영하는 웹진 〈채널 예스〉에 연재했던 칼럼들을 모은 것입니다. 글을 쓰기 시작할 때 목표는 단순했습니다. 아이를 잘 키우고 싶은데 전문지식은 없고, 여기저기 찾아다니며 지식을 습득할 여유도, 시간도 없는 부모들에게 올바른 정보를 제공하자는 거였죠. 글을 연재하는 동안 '안아키' 사태가 터졌고, 《환자 혁명》이란 사이비 건강서가 베스트셀러가 되었습니다. 그때 깨달았습니다. 올바른 정보를 전달한다고 끝이 아니로구나. 미신과 비과학의 덫은 생각보다 강합니다. 그리고, 정보가 범람하는 시대에는 올바른 정보와 그릇된 정보를 구분하는 일 자체가 어렵습니다. 그래서 단순한 지식을 전달하기보다는 아이를 키우며 부딪히는 문제들을 같이 생각해 보았으면 하는 마음으로 글을 썼습니다. 글 한 편의 분량은 대략 A4용지 두 장입니다. 커피 한 잔 마실 동안 읽을 수 있습니다. 하지만 생각해볼 문제는 결코 단순하지 않습니다. 되도록 아빠 엄마가 함께 읽고, 생각하고, 이야기를 나눌 기회로 삼았으면 좋겠습니다.

미신과 상업주의에 속지 않고 아이를 키우는 일은 생각보다 어렵지 않습니다. 많은 지식이 필요한 것도 아닙니다. 몇 가지 원칙과 기본만 지킨다면 나머지는 관심과 정성의 문제입니다. 관심과 정성은 이미 갖고 계시지요? 됐습니다. 기본과 원칙은 제가 알려드릴 테니까요. 그럼 출발!

PART 1

—

'가장 먼저'
이것부터 알아두세요

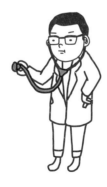

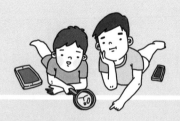

지구는 엄청나게 큰 우주에서, 무수히 많은 은하계 중 하나에 불과한 '우리 은하계'에서, 하고많은 붙박이별 중 그저 그런 존재에 불과한 태양 주위를 돌며 곁불을 얻어 쬐는 여덟 개의 떠돌이별 중 하나일 뿐입니다. 그렇다고 해도 지구가 품고 있는 아름다움과 소중함은 조금도 줄어들지 않습니다. 지구는 우주의 별만큼 많은 생명체의 어머니이며, 상상할 수 없을 정도로 아름다운 자연과 무한한 가능성을 품고 있는 별입니다. 우리 아이들이 딱 그렇습니다.

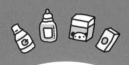

1

—

기본 중의 기본

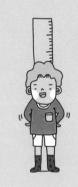

아이를 잘 키우려면

세상에서 가장 짜릿한 경험이 뭘까요? 사랑하는 사람 사이에 새로 운 생명이 태어나고 자라는 모습을 지켜보는 과정일 겁니다. 아기 의 눈동자를 처음 들여다볼 때, 귀여운 옹알이를 들을 때, 아기가 그 작은 손으로 엄마 아빠의 손가락을 꼭 붙잡을 때, 엄마 아빠를 알아보고 미소 지을 때, 뒤집고, 일어서고, 넘어졌다 또 일어나 마침 내 걷기 시작할 때…. 하나같이 눈물이 핑 돌 정도로 아름답고 벅찬 경험입니다. 그 순간 우리는 아기와 눈을 맞추며 다짐합니다. 너 하 나만큼은 세상 누구보다 잘 키우겠노라고…. 가장 인간적인 감정이 지요. 하지만 '잘 키운다'는 게 과연 뭘까요? 미국의 유명한 소아청 소년과 의사 빅토리아 맥키보이Victoria McEvoy 박사는 《초보육아 거 뜬히 이겨내기》에서 이렇게 말합니다.

잘 키운다는 게 뭘까요? 부모는 물론 온 세상이 아기를 중심으로 돌아가도록 하는 것일까요? 물론 아기는 중요합니다. 하지만 부모 의 삶도 마찬가지입니다. 아기들은 왕자나 공주처럼 떠받들 때보다

가족이라는 팀의 일원으로 대접받을 때 훨씬 훌륭한 존재로 자라납니다. 모든 일을 아기 중심으로 하다 보면 언젠가 부작용을 겪게 됩니다….

우리는 잘 키워야 한다는 생각에 사로잡힌 나머지, 아이를 세상의 중심으로 생각합니다. 모든 것을 희생하고 헌신하지요. 아이를 위해서라면 산후건강은 물론, 자신의 경력과 평생 쌓아온 인간관계도 뒷전입니다. 노후를 저당 잡히고, 사교육과 입시상담에 귀중한 돈을 쏟아부으며, 심지어 몇 년씩 기러기 생활을 하다 가정이 깨지기도 합니다. 밖에 나가도 마찬가지입니다. 그렇게 소중한 존재가 '기가 죽을까 봐' 공공장소에서 아무리 떠들고 뛰어다녀도 말 한마디 하지 않습니다. 그런데요, 이렇게 키우면 훌륭하게 자라는 것이 아니라 어딘지 모자라거나 못된 녀석이 되어버립니다. 남의 감정을 헤아릴 줄 모르고 못된 짓을 일삼는 재벌가 2세, 3세들을 보세요. 그런 뉴스가 들려올 때마다 우리는 혀를 차지만, 주변에도 그런 아이들이 많습니다. 친구를 왕따시키고 잘못한 줄도 모르는 아이, 면접시험장까지 부모가 따라가야 하는 아이는 어딘지 모자란 것입니다. 애국지사와 침략자를 구분하지 못하는 유명 스타, 우월한 지위를 이용하여 성폭력을 일삼는 작가, 자기가 그리지도 않은 작품에 자기 이름을 넣어 팔고 궤변을 늘어놓는 예술가도 어딘지 모자란 사람입니다. 커서 의사, 법관, 교수, 국회의원, 고위 공무원, 심지어 대통령이 된다고 해도 사회와 약자에게 봉사해야 한다는 본분을 망각한 채, 남을 못살게 굴고 자기 배만 채우는 아이는 못된 녀석입니다. 자식이 아무리 출세를 한들 모자란 사람이나 못된 녀석으로 키우고 싶은 부모는 없겠지요. 그렇다면 어떻게 키워야 할까요? 초보 엄마 아빠에게 들려주는 맥키보이 박사의 조언을 정리했습니다.

◆ 세 가지를 기억하세요

우선 '모성', 즉 엄마가 중요합니다. 아기를 낳은 첫해에 엄마는 신체적, 정신적으로 엄청난 변화를 겪습니다. 물론 아빠도 그렇지만 엄마와 비교할 수는 없지요. 아기만 바라보다 엄마의 건강을 해치거나 부부 사이에 문제가 생기면 아기를 올바로 키울 수도 없습니다. 아기를 돌보면서도 엄마의 신체적, 정신적 건강을 챙기고, 부부 사이의 친밀함과 사회적 인간관계를 유지하며, 직장 복귀 등 자아를 실현할 방법을 찾아야 합니다. 출산 후 우울증을 비롯하여 빈혈, 치질 등 신체적, 정신적 문제를 해결하는 것은 물론 몸매 관리, 운동, 부부관계의 시작 등 엄마가 행복해질 수 있는 방법들을 챙기고, 정보를 얻고, 의사와 상의해야 합니다.

두 번째는 '평등'입니다. 부모 노릇을 하다 보면 삶의 새로운 의미와 기쁨을 느끼는 순간도 많지만, 지치고 스트레스를 받기도 합니다. 그런데 한밤중에도 일어나 젖을 물리고, 기저귀를 갈고, 우는 아기를 달래는 건 대개 엄마입니다. 전 페미니즘에 대해서는 잘 모르지만 아기를 키우는 일은 엄마 혼자 하는 게 아닙니다. 사회는 놀라운 속도로 변하고 있습니다. 남녀의 역할이나 가족이 처한 상황도 훨씬 다양해졌습니다. 그런데 아직도 지난 시대의 틀에 얽매인 모습을 자주 봅니다. 생각해보세요. 똑같이 직장에 나가 일하고 들어왔는데 밥하고, 빨래하고, 청소하고, 아기 목욕시키고, 한밤중에 일어나 아기를 돌보는 일까지 엄마가 해야 한다면 불공평한 것 아닌가요? 서로 사랑하는 마음으로 남자도 자신이 할 수 있는 일을 기꺼이 해야 합니다. 사실 이게 상식인데 우리나라에서는 아직도 아빠들의 분발이 필요해 보입니다.

세 번째는 '팀플레이'입니다. 엄마와 아빠와 아이는 한 팀이 되어 행복한 가정을 만들어야 합니다. 이때 가장 중요한 것은 마음을 터놓고 대화를 나누면서 현재의 상태와 앞으로 다가올 일을 상의하고, 합의하고, 현명하게 대처하는 것입니다. 사실 아이는 엄마, 아빠, 아이로 이루어진 팀의 일원일 뿐입니다. 시야를 확장시키면 똑같이 소중한 아이들로 구성된 사회의 일원일 뿐입니다. 그렇게 생각한다고 아이의 가치가 줄어드는 게 아니에요. 한때는 우주가 지구를 중심으로 돈다고 믿었지요. 지금은 그렇지 않다는 걸 누구나 압니다. 지구는 엄청나게 큰 우주에서, 무수히 많은 은하계 중 하나에 불과한 '우리 은하계'에서, 하고많은 붙박이별 중 그저 그런 존재에 불과한 태양 주위를 돌며 곁불을 얻어 쬐는 여덟 개의 떠돌이별 중 하나일 뿐입니다. 그렇다고 해도 지구가 품고 있는 아름다움과 소중함은 조금도 줄어들지 않습니다. 지구는 우주의 별만큼 많은 생명체의 어머니이며, 상상할 수 없을 정도로 아름다운 자연과 무한한 가능성을 품고 있는 별입니다. 우리 아이들이 딱 그렇습니다.

열과 해열제

아이를 키울 때 가장 자주 겪으면서도, 겪을 때마다 두렵고 걱정되는 일이 뭘까요? 바로 '열'입니다. 아이들은 열이 잘 나죠. 열이 나면 무척 힘들어합니다. 많이 보채거나 축 늘어지고, 밥도 잘 안 먹고, 토하기도 하지요. 손발이나 입술이 파래지고, 부들부들 떨다가 급기야 경련을 일으키는 아이도 있습니다. 그런 일이 한 번만 있어도 부모 입장에서는 넋이 나갈 지경인데, 툭하면 열이 나고, 열만 나면 응급실 신세를 져야 한다면 두렵고 불안하지 않을 수 없습니다. 두려움이 너무 크면 마음이 흔들리기 쉽고, 인터넷에 돌아다니는 가짜 정보에 속기도 쉽습니다. 두려움을 이기는 가장 좋은 약은 올바른 지식입니다. 그러니 우선 열에 대해 제대로 알아봅시다.

열이 나는 원인은 다양합니다. 하지만 어린이가 열이 나는 이유는 대부분 흔한 감염병 때문입니다. 감염병이란 바이러스나 세균 등 병원체가 우리 몸을 침입하여 일으키는 병이지요. 어린이에게 가장 흔한 병은 감기와 장염(토하고 설사하는 병)인데, 대부분 바이러스성입니다. 어쨌든 바이러스나 세균이 침입하면 우리 몸의 면역계는 즉시 방어에 나섭니다. 이때 면역세포들은 엄청나게 다양한 화학물질을 만들어냅니다. 이 물질들은 혈액을 타고 몸 구석구석으로 가서 더 많은 면역세포를 불러 모으는 한편, 침입자를 물리치기 위해 다양한 신체반응을 이끌어냅니다. 그중 하나가 발열인자pyrogen라는 물질입니다. 발열인자는 뇌로 갑니다. 뇌에는 시상하부라는 곳이 있는데 여기에 우리 몸의 체온을 조절하는 체온조절중추가 있습니다. 체온조절중추는 실내온도 조절기와 비슷합니다. 평소에는 37℃ 정도로 맞춰져 있지요. 하지만 발열인자는 온도 조절기의 다이얼을 돌려 38℃, 39℃, 심지어 40℃에 맞춰놓습니다. 실내온도 조절기를 높은 온도에 맞추면 보일러가 작동하여 집을 따뜻하게 데워주듯이, 체온조절중추의 설정 온도를 높이면 우리 몸에서도 열을 만들어냅니다. 열이 나기 시작하는 거지요.

◆ 해열제, 하나만 알고 둘은 모르는 것

약을 쓰지 않고 아기를 키운다는, 소위 '자연주의 육아'라는 개념이 유행입니다. 이런 쪽을 추종하는 분들은 아이가 고열이 나도 해열제를 먹이지 않고 버틴다고 합니다. 해열제를 쓰면 면역력이 약해지고, 약을 쓰지 않고 열을 견뎌내면 면역력이 강화된다는 겁니다. 그런 말이 어떻게 나온 것인지는 짐작이 갑니다만, 결론부터 말하면 이는 매우 어리석은 행동입니다.

열이 나는 현상은 인간에게 국한된 것이 아니라 동물에서도 관찰됩니다. 오랜 진화 과정에서 열이 나는 현상이 보존된 것은 뭔가 생

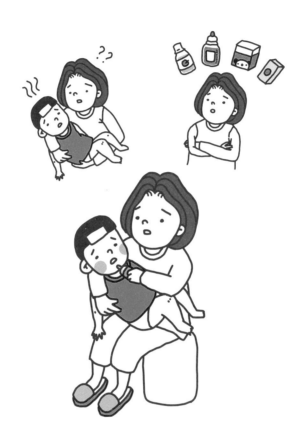

아이가 열이 많이 나도 잘 먹고 잘 논다면 해열제를 줄 필요가 없어요.
하지만 열이 높지 않은데도, 몹시 힘들어 하고 잘 먹지 못한다면
망설이지 말고 해열제를 주세요.

존에 이로운 효과가 있기 때문일 겁니다. 열이 나는 주된 원인이 감염증이니까 병원체에 맞서 싸우는 기능, 즉 면역기능이 향상되리라 생각하는 것은 당연합니다. 실제로 열이 나면 백혈구 숫자가 늘어나고, 항체 생성이 증가하는 등 면역계가 활성화됩니다. 열이 무조건 나쁜 것은 아니며, 어느 정도까지는 애써 낮추려고 노력하기보다 그냥 두는 편이 더 도움이 된다는 거지요.

그런데요, 여기까지만 생각한다면 하나만 알고 둘은 모르는 겁니다. 열이란 신체를 보호하지만, 대사적으로 상당히 비싼 대가를 치르는 과정입니다. 보일러의 온도를 올리면 연료를 소모하는 것처럼, 열이 나면 우리 몸의 에너지 소모가 크게 늘어납니다. 누구나 감기나 다른 병으로 열이 나본 적이 있을 겁니다. 조금만 열이 올라도 몹시 춥고, 기분이 나쁘지 않던가요? 의욕이 떨어져 만사가 귀찮고 눕고 싶기만 하죠. 어린이들은 호흡이 빨라지고, 잘 먹지 않고, 토하기도 합니다. 이렇게 되면 어른과 달리 쉽게 탈수될 수 있습니다. 어린이의 탈수는 상당히 조심해야 합니다. 바로 충분한 수분이 공급되면 별일 없지만, 탈수 기간이 길어지면 생각보다 훨씬 심각한 일이 벌어집니다. 소아과 의사는 진찰을 할 때 혹시 탈수되지 않았는지 각별히 신경을 씁니다. 일단 탈수가 되면 해열제를 써도 열이 떨어지지 않습니다. 열이 나서 탈수가 되었는데, 탈수 때문에 열이 더 나는 악순환이 벌어지는 거죠.

해열제를 자꾸 먹으면 내성이 생긴다는 사람도 있는데 잘못된 생각입니다. 해열제는 항생제와 다릅니다. 항생제는 남용하면 내성균이 생기고, 개인은 물론 사회적으로 문제가 될 수 있지만, 해열제는 그런 일이 없어요. 해열제가 문제가 되는 경우는 크게 두 가지입니다. 첫째, 장기적으로 쓸 때입니다. 해열제는 진통제로도 쓰입니다. 고령이라 관절이 아프거나 기타 만성통증이 있어 계속 써야 하는 경우라면 문제가 될 수 있습니다. 어린이에게는 거의 해당되지 않는 얘기입니다. 둘째, 한꺼번에 과량을 복용하면 위험합니다. 어린이용 해열제는 대개 맛이 좋습니다. 아이들 손에 들어가면 몽땅 마셔버리는 일이 있습니다. 하지만 어린이가 열이 나서 정해진 용법에 맞게, 정해진 용량을, 며칠 정도 쓰는 건 아무 문제가 없습니다. '어떤 약을 언제, 어떻게 쓰는 것이 나쁘다'고 해야지, 무조건 '약을 쓰는 것은 나쁘다'는 것은 흑백논리에 불과합니다.

열이 조금 난다고 강박적으로 체온을 재고, 해열제를 먹여 정상 체온으로 떨어뜨리려고 할 필요는 없습니다. 그렇다고 아이가 열이 펄펄 끓고 끙끙 앓는데 일부러 해열제를 주지 않는 것은 아동학대에 가깝습니다. 해열제를 먹지 않는다고 면역력이 좋아지거나, 병에 덜 걸리거나, 병에 대처하는 능력이 좋아진다는 증거는 전혀 없습니다. 조금이라도 면역력이 떨어지면 어떻게 하냐고요? 알 수 없는 것까지 미루어 짐작하면서 불안해하지 마세요. 반대로 생각해 볼까요? 열이 올라가면 세포에 손상이 생기고, 심지어 DNA에까지 문제가 생긴다는 연구도 많습니다. 그러면 열을 빨리 떨어뜨려줘야 하시 않을까요? DNA가 손상된다니, 자라면서 암에라도 걸리면 어쩌지요? 이런 식으로 분명치 않은 것까지 상상해가며 키우려고 하면 아이를 과잉보호하게 되고, 부모도 쉽게 지칩니다. 자연스럽게 키우세요. 그럼 어떻게 키우는 게 자연스러운 걸까요?

소아과 의사들은 체온계보다 아이의 상태를 보라고 합니다. 열이 많이 나도 잘 놀고, 잘 먹는다면 굳이 해열제를 줄 필요는 없습니다. 하지만 열이 높지 않아도 몹시 힘들어 하고, 잘 먹지 못하면 망설이지 말고 해열제를 주세요. 간혹 자연적인 방법으로 열을 떨어뜨린다고 해열제를 먹이지 않고 물로 몸만 닦아주는 부모도 있습니다. 보일러를 최대로 돌렸더니 방이 너무 덥습니다. 이때 어떻게 해야 할까요? 창문을 여는 게 맞나요, 온도 조절기를 낮은 온도로 내리는 게 맞나요? 해열제를 먹이지 않고 물로 몸만 닦아주는 것은 온도 조절기를 그대로 두고 창문을 여는 것과 같습니다. 보일러는 정해진 온도가 될 때까지 계속 연료를 소모하며 돌아갑니다. 이때는 온도 조절기를 낮은 온도에 맞추어야 합니다. 그게 바로 해열제입니다.

◆ 열이 날 때는 이렇게 대처하세요

또 한 가지 실수는 땀을 흘리면 병이 빨리 낫는다고 이불로 꽁꽁 싸놓는 겁니다. 열 때문에 못 먹어 탈수된 아이에게 이렇게 하면 정말로 뇌손상을 입힐 수 있습니다. 그러니 열이 나고 아이가 많이 힘들어 하면 이렇게 하세요. ① 해열제를 먹이세요. ② 열이 잘 떨어지지 않으면 다른 종류의 해열제로 바꾸어봅니다. ③ 그래도 안 떨어지면 옷을 벗기고 따뜻한 물로 몸을 닦아줍니다. 단, 찬물이나 알코올을 써서는 안 됩니다. ④아이가 많이 힘들어 보이거나, 아이에게 다른 증상(심한 기침, 구토, 설사 등)이 생긴다면 가까운 소아청소년과를 찾으세요.

마지막으로 한 가지만 더요. 신생아는 열이 나면 무조건 의사를 만나야 합니다. 신생아는 몇 개월까지를 말하나요? 의학적으로는 생후 2개월까지로 정의합니다만, 그냥 100일이 되기 전이라고 생각해도 됩니다. 이때는 감기나 장염이 별로 없고, 면역기능이 미숙해서 감염이 급속도로 진행하는 수가 많습니다. 신생아가 열이 난다면 해열제를 함부로 먹이거나, 몸을 닦을 생각하지 말고 빨리 의사를 찾아가세요. 밤이면 응급실로 가세요.

이제 진짜 중요한 문제를 얘기할게요. 요즘은 건강 정보를 가지고 갑론을박하는 일이 많습니다. 지방이 몸에 해로우냐, 혈압약을 먹어야 하느냐, 백신을 맞아야 하느냐 등 논쟁은 끝이 없습니다. 해열제를 먹어야 하느냐도 그런 논쟁 중 하나입니다. 이런 논쟁이 벌어지면 어떻게 하시나요? 인터넷으로 정보를 끌어모아 나름대로 판단해보려고 하지는 않나요? 그런데 의학적인 지식이 없으면 올바로 판단하기가 쉽지 않습니다. 대개는 정의감에 불타 권위를 지닌 사람들, 예컨대 정부나 의사나 기업을 공격하는 말을 무턱대고 믿게 됩니다. 문제는 이런 말이 틀린 경우가 아주 많다는 겁니다. 이때는 한걸음 물러나 누가, 왜 논쟁을 불러일으키는지 가만히 보세요.

자연요법을 주장하는 분들의 진짜 문제는 아무것도 아닌 일을 침소봉대한다는 겁니다. 아이가 열이 날 때 해열제를 쓰고 안 쓰고는 그다지 중요한 문제가 아닙니다. 수십 년간 부모들이 자연스럽게 해온 일입니다. 의사나 약사에게서 합리적인 조언을 쉽게 들을 수 있으며, 심지어 약 포장 속의 설명서만 읽어봐도 누구나 알 수 있는 일입니다. 그런 일을 마치 큰 비밀이라도 되는 양, 강박적인 과정으로 둔갑시키는 의도를 읽어야 합니다. 현대의학이 큰 음모를 숨기고 있는 것처럼 비난하고, 부도덕하다고 몰아붙인 후 자기들은 거기 맞서는 양심적 세력인 것처럼 포장하려는 거지요. 할리우드 영화에서 영웅을 띄우기 위해 억지스러운 악당 캐릭터를 만드는 것처럼, 별것 아닌 해열제가 엄청난 악마라도 되는 것처럼 과장하는 겁니다. 궁극적인 목적 역시 할리우드 영화와 같습니다. 뭔가를 팔려는 겁니다. 영화는 재미라도 있지만, 자연주의 육아놀이는 피곤하고 소모적일 뿐입니다. 현명한 우리 부모님들은 그런 얇은 술수에 휘둘리지 않기 바랍니다.

엉덩이 주사

아이를 키우면서, 아니 어른들도 병원에 가서 하지 말았으면 하는 일이 하나 있습니다. 바로 엉덩이 주사를 맞는 겁니다. 사실 아직도 엉덩이 주사를 주는 병원이 있다고 해서 깜짝 놀랐습니다. 왜 우리는 아프면 주사를 맞아야 한다고 생각할까요? 일단 주사에 대해 알아봅시다. 먹는 약이든 주사든 목표는 약물 성분을 혈액 속에 넣어주는 겁니다. 먹는 약은 소화관에서 소화되어 아주 작은 약물 분자로 쪼개진 뒤 흡수됩니다. 흡수되면 어디로 갈까요? 혈관 속으로 들어갑니다. 근육 주사(엉덩이 주사)를 맞아도 약물이 근육으로 스며들어 결국 혈관 속으로 들어갑니다. 소위 '링거'라고 하는 정맥 주사는 약물을 아예 직접 혈관 속으로 넣어주는 것이고요. 최종 목적지는 모두 혈관입니다. 모든 약은 일단 혈액 속에 들어가야 합니다. 그래야 피를 타고 몸속을 순환하다 목표 장소에 도달하여 약효를 발휘할 수 있습니다.

약이 혈관 속에 들어갔다고 모든 일이 끝나는 건 아닙니다. 약물이 혈관 속에 들어가면 핏속에서 약물의 농도가 올라갑니다. 이걸

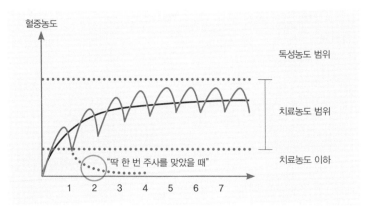

여러 차례 주사를 맞았을 때 약물 혈중농도의 변화

혈중농도라고 합니다. 혈중농도가 아주 낮아도 효과가 있을까요? 아닙니다. 혈중농도가 어느 정도 이상이 돼야 약의 효과가 나타납니다. 이걸 유효농도(치료농도)라고 합니다. 병이 나으려면 약물이 몸속에서 유효농도에 도달한 후 일정 기간 동안 유지되어야 합니다. 그런데 약물을 딱 한 번만 주면 유효농도에 도달했다가 금방 그 아래로 떨어져버립니다. 그래서 유효농도 아래로 떨어지기 전에 다시 약을 투여해서 계속 유효농도보다 높게 유지시켜야 합니다. 며칠간 하루에 약을 두세 번씩 먹는 건 이런 까닭입니다. 엉덩이에 주사 한 방 딱 맞으면 유효농도가 며칠씩 유지될까요? 아니지요. 그러니까 맞을 필요가 없는 겁니다. 효과를 보려면 하루 두세 번씩 며칠을 맞아야 하는데 그렇게 맞다 보면 엉덩이가 배겨내지 못할 겁니다.

◆ 엉덩이 주사의 유일한 효능은 엉덩이가 아프다는 것

병원에 감기나 설사 등 흔한 질환으로 갔을 때 엉덩이 주사로 줄 수 있는 약물은 크게 세 가지입니다. 일단 항생제. 이건 뭐, 한 번 맞는 건 의미가 없죠. 두 번째는 항히스타민제. 역시 의미 없습니다. 감기에 항히스타민제는, 주사는 물론, 먹는 약조차 군이 줄 필요가 있는지 의문을 갖는 의사도 많습니다. 세 번째는 해열제. 이건 효과가 있을 수 있지만 엉덩이 주사로 주는 것은 위험합니다. 먹는 해열제가 얼마든지 있고, 토해서 못 먹는 아이에게 쓰라고 항문에 쏙 넣어주는 좌약도 나와 있는데 군이 위험을 무릅쓰고 주사를 통해 줄 필요가 없지요. 결국 엉덩이 주사의 효능은 엉덩이가 아픈 것뿐입니다. 맞을 필요가 없습니다. 어른도 대부분 마찬가지입니다. 드물게 엉덩이 주사로 항생제를 써야 하는 경우도 있지만, 흔한 질환으로 병원을 찾았을 때는 필요 없습니다.

주사를 놓지 않으면 아이들이 병원에 와서 울지 않습니다. 의사 입장에서는 진찰하기도 편하고, 아이가 정작 크게 아플 때 조기에 발견할 수 있다는 이점도 있습니다. 부모 입장에서도 편하고, 아기도 편합니다. 드물게 주사 맞은 자리가 덧나거나 딱딱하게 뭉쳐서 오래가는 수도 있습니다. 큰 문제는 아니지만 불필요한 걱정을 하게 됩니다. 요즘은 주사를 놓는 병원이 크게 줄었는데, 아이가 좀 심하게 앓으면 부모가 졸라서 할 수 없이 주사를 놓는 경우도 있다고 합니다. 걱정이 되는 심정은 이해합니다만, 엉덩이 주사는 아무런 소용이 없다는 걸 아셨으면 좋겠습니다.

얼마 전 주사기 재사용에 의한 C형 간염 집단감염 사건이 또 발생했습니다. 도대체 일회용 주사기가 몇 푼이나 한다고 그걸 재사용했는지 한숨이 나올 뿐입니다. 이런 의사들은 하루빨리 퇴출되어야 하겠지만, 환자 입장에서는 엉덩이 주사를 거부해야 할 이유가 또 생긴 셈입니다. 다시 말씀드리지만, 어떤 병이든 엉덩이 주사를 맞지 않아도 낫는 데 아무 문제가 없습니다. 더 빨리 낫지도 않습니다. 엉덩이 주사를 거부하세요. 그래도 병원에서 주려고 하면 그런 병원에는 가지 마세요. 단, 많은 백신(예방접종)과 성장호르몬 등의 약물은 근육 주사를 해야 합니다. 이 약물들은 먹는 약으로 대체할 수 없으며, 근육 주사의 효과가 충분히 연구되어 있습니다. 제 얘기는 흔한 질병으로 병원을 찾았을 때 주사를 맞을 필요가 없다는 뜻입니다. 정말, 정말 드물게 맞아야 하는 경우가 있다면 의사 선생님께서 잘 설명해주실 것입니다.

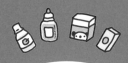

2

—

감기와 그 친척들

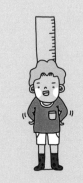

3무의 질병, 감기

어린이들이 가장 많이 걸리는 병이 뭐지요? 그렇습니다. 감기지요. 그러니 감기 얘기를 안 할 수가 없네요. 저는 제주도 서귀포에서 10년 넘게 어린이들을 진료했습니다. 오래도록 외국에서 살고 보니 그때가 참 그립습니다. 지금도 겨울이 오면 서귀포 아이들 역시 콧물을 줄줄 흘리고, 콜록콜록 기침을 하면서 엄마 손을 잡고 병원에 갈 겁니다. 구태의연한 감기 얘기를 어떻게 들려 드리나 하면서 옛 생각에 젖다 보니 감기에 대해 알아야 할 가장 중요한 것 세 가지를 제주도에 빗대어 설명하는 것도 괜찮겠다는 생각이 들었습니다. 제주도를 흔히 3다多, 3무無의 섬이라고 하지요. 말, 바람, 여자가 많고 대문, 도둑, 거지가 없다는 뜻입니다. 감기가 3무無라니, 뭐가 없다는 말일까요?

◆ 피할 방법이 없습니다

피할 방법이 없다는 말은 두 가지 뜻입니다. 첫 번째는 면역과 관련이 있습니다. 즉, 홍역이나 수두처럼 한 번 걸렸다고 다시 안 걸리는 것이 아니며, 예방접종을 통해 면역을 만들어줄 수도 없다는 뜻입니다. 두 번째는 개인위생을 아주 잘 지킨다고 해도 완벽하게 피할 수는 없다는 뜻입니다.

잘 알려진 대로 감기는 바이러스 질환입니다. 그런데 감기를 일으키는 바이러스는 한 가지가 아닙니다. 열나고, 기침하고, 콧물 나는 증상은 똑같지만 원인 바이러스는 200가지나 됩니다. 백신을 200번 맞을 수도 없고, 한두 가지를 예방한다고 해도 다른 바이러스에 의해 감기 걸리는 횟수는 비슷할 테니 실효성이 없는 거지요. 한 방에 모든 감기를 예방해주는 백신을 만든다면 노벨상을 받겠지만, 현재로서는 불가능한 일입니다.

감기에 걸리면 기침이나 재채기를 할 때 바이러스가 튀어나옵니다. 겨울에 감기에 걸린 사람이 많아지면 어디를 가도 공기 중에 바이러스가 둥둥 떠다닙니다. 실내에서 보내는 시간이 많아지고, 춥다고 환기도 잘 시키지 않으니 마트에서, 영화관에서, 교회나 학교, 어린이집에서 공기를 통해 바이러스를 들이마실 기회도 더 많습니다.

감기는 공기뿐 아니라 손을 통해서도 전염됩니다. 코를 풀거나, 콧물을 닦거나, 입을 막고 기침을 할 때 손에 바이러스가 묻습니다. 그 손을 바로 씻으면 좋겠지만 어린이들이 그럴 리 없죠. 바이러스 묻은 손으로 온갖 물건을 만집니다. 어린이집에 있다면 장난감을 만지작거리겠죠? 그걸 다른 아이가 가지고 놉니다. 역시 그 손을 바로 씻으면 모르지만 얼굴을 만지고, 음식을 집어먹고, 다른 장난감을 가지고 놀지요. 어른도 비슷합니다. 문 손잡이나 키보드, 장

볼 때 밀고 다니는 카트 손잡이 등에 바이러스가 엄청나게 많지요. 그러니 우리나라처럼 좁은 공간에 많은 사람이 모여 사는 곳에서는 감기 바이러스를 피할 방법이 없습니다.

그렇다고 손을 자주 씻거나, 사람 많은 곳을 피하거나, 외출에서 돌아오면 바로 이를 닦는 등 개인위생을 지키려는 노력이 필요 없다는 소리는 아닙니다. 감기의 빈도를 줄여주는 효과가 있고, 감기 말고 다른 병을 예방하는 데는 여전히 강력하고 유용한 방법입니다.

◆ 빨리 낫는 방법이 없습니다

의사들끼리는 농담으로 '감기는 치료하면 일주일, 치료 안 하면 7일 간다'고 합니다. 바이러스 질환이기 때문에 항생제는 쓸모가 없습니다. 약을 써서 열을 떨어뜨리거나, 콧물이나 기침을 줄여줄 수는 있지만 그렇다고 빨리 낫는 것은 아닙니다. 기침을 억누르거나 콧물을 말리는 약은 폐렴 등의 합병증을 더 잘 일으킬 수도 있는 데다 어린이에게 안전하지도 않습니다. 그러니 어린이용 종합감기약 같은 건 사 먹이지 마세요. 그러면 빨리 낫지도 않을 걸 왜 병원에 가느냐고요?

첫째, 더 심한 병이 아닌지 알아보기 위해 갑니다. 감기라고 생각해도 아이가 열이 펄펄 나거나, 축 늘어져 있으면 부모 입장에서 겁이 안 날 수 없습니다. '큰병이 아니고 감기입니다!'라는 말을 들어야 시원합니다. 물론 정말로 큰병일 수도 있고요.

둘째, 합병증이나 후유증을 피하기 위해 갑니다. '감기는 만병의

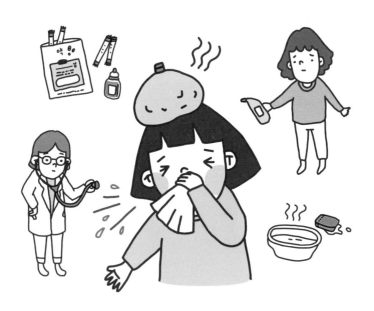

감기의 3무를 아시나요?

피할 방법이 없습니다. 빨리 낫는 방법이 없습니다.
그렇다고 걱정할 필요는 없습니다.

근원'이라는 말도 있잖아요. 감기에 걸리면 아이가 잘 먹지 않고, 설사가 동반되는 경우도 많습니다. 어릴수록 탈수가 되기 쉽습니다. 탈수는 적절한 때 발견해서 고쳐주면 아무것도 아니지만, 탈수된 채 시간이 많이 경과하면 엄청나게 큰병이 됩니다. 감기가 다 나았다고 생각했는데 열이 갑자기 다시 오르거나 기침이 심해지는 경우도 있습니다. 이때 의사는 중이염이나 폐렴 등 합병증이 생기지 않았는지 확인하고 적절한 조치를 취할 수 있습니다.

◆ **그렇다고 걱정할 필요는 없습니다**

피할 방법도 없고, 빨리 낫는 방법도 없다고 한다면, 맥 빠지는 소리로 들릴 겁니다. 하지만 걱정할 것은 없습니다. 감기에 걸린다고 무슨 큰일이 나지 않습니다. 예, 저도 압니다. 하루도 빠짐없이 기침을 달고 살거나, 누런 콧물을 줄줄 흘리는 아이의 모습을 보는 것이 얼마나 절망감을 일으키는지 잘 알지요. 고백하자면 저희 아이들도 그랬습니다. 부모님에게서 핀잔도 수없이 들었습니다. "듣자 하니 남의 아이들은 잘 본다는데, 왜 네 아이들은 이 모양이냐?" 사실은 이렇습니다. 아이들은 보통 1년에 6~8번 감기에 걸립니다. 그런데 여름에는 감기에 잘 안 걸리잖아요. 그러니 6~8번이 주로 겨울에 집중됩니다. 감기에 걸리면 평균적으로 열은 3일, 기침은 1~2주, 콧물은 2~3주 갑니다. 감기에 여덟 번 걸린다면 콧물은 24주, 즉 6개월 간다는 얘깁니다. 가을부터 이듬해 봄까지 콧물을 달고 산다는 말이죠. 왜 어린이들 보고 코흘리개라고 하는지 이해가 가시나요? 그걸 낫자고 약을 먹고, 항생제를 쓰고, 심지어 주사를 맞으러 다니는 건 잘못된 겁니다. 끝없이 오라는 병원이 있으면 피하세요.

옛날에 〈아픈 만큼 성숙해지고〉라는 노래가 있었습니다. 당장 아이들이 자주 아픈 건 부모에게 참 힘든 일이지만, 장기적으로 보면 나쁜 일만은 아닙니다. 아이들은 끊임없이 바이러스의 침입을 받으며 자신의 면역력을 키우니까요. 어른이 아이보다 덜 아픈 이유는 어렸을 적에 여러 번 아팠기 때문입니다. 약, 보약, 건강식품, 홍삼, 녹용, 심지어 체온을 올린다는 방법까지 면역력을 키운다고 주장합니다. 다 거짓말입니다. 면역력을 키우는 방법은 딱 한 가지밖에 없습니다. 더 건강해지는 겁니다. 골고루 먹고, 열심히 뛰어놀고, 푹 자는 방법밖에 없습니다. 자주 감기에 걸린다고 걱정하지 마세요. 면역에 관한 한, '나를 쓰러뜨리지 못하는 건 모두 나를 더 강하게 만들어'줍니다.

아이가 귀가 아플 때 생각해야 할 것들

감기에 자주 걸려도 큰 걱정을 할 필요는 없다고 하면 이렇게 묻는 분들이 계십니다. "근데 저희 아이는 감기만 걸리면 귀가 아파요. 열도 나고, 아프다고 울고, 가끔 귀에서 고름도 나와요. 나중에 귀가 안 들리면 어떡하죠?" 그렇죠. 감기는 무서운 병이 아니지만, 감기로 인해 생기는 합병증은 걱정해야 합니다. 그래서 감기인 것 같아도 너무 길게 끌거나, 심하게 앓는 아이는 병원에 데려가야 합니다. 감기에 왜 그렇게 자주 걸리는지, 왜 합병증이 생기는지 이해하려면 기초적인 해부학을 먼저 알아야 합니다. '해부학'이라면 너무 어렵게 들려 겁이 날지도 모르지만, 사실 누구나 아는 얘깁니다.

◆ **감기에 왜 자주 걸릴까요?**

어린이들이 감기를 달고 사는 이유는 워낙 다양한 감기 바이러스가 사방에 존재하는 데다, 어린이의 면역계가 아직 성숙하지 않기 때문이라고 앞서 설명했습니다. 그런데 감기 말고 다른 병도 마찬가지 아닌가요? 우리 곁에는 온갖 다양한 세균이며 바이러스가 항상 쳐들어올 기회를 엿보고 있습니다. 그렇다면 면역계가 미성숙한 어린이는 감기 말고 다른 병도 달고 살아야 하지 않을까요? 좋은 질문입니다! 이 질문에 답하려면 우선 감기가 뭔지부터 알아야 합니다. 감기를 의학적으로는 '바이러스성 비인두염'이라고 합니다. 말이 좀 어렵지만 결국 '바이러스가 코와 목을 감염시켜 염증을 일으킨 병'이란 뜻입니다. 왜 하필 코와 목일까요?

우리는 한시도 쉬지 않고 숨을 쉽니다. 건강한 성인의 호흡수는 분당 12~20회입니다. 어린이는 그보다 많아서 20~30회입니다. 하루에 4만 번 정도 숨을 쉬는 거죠. 1년이면 1,500만 번이네요. 그런데 숨 쉴 때마다 공기 중에 있던 바이러스나 세균이 들락날락합니다. 어디로요? 바로 코입니다. 지금 한 번 숨을 쉬어보세요. 코를 통해 들어온 공기가 어디까지 갑니까? 목을 지나 기관지를 거쳐 폐로 갑니다. 우리는 수만 년간 진화한 동물이라 병원균에게 호락호락 당하지 않습니다. 코에서 태클 걸고, 목에서 블로킹하고, 기관지에서 바짓가랑이를 붙들고 늘어집니다. 병원균 입장에서 폐까지 들어가기란 결코 만만한 일이 아닙니다. 그러니 그나마 방해를 덜 받는 곳에 자리를 잡으려고 합니다. 그래서 코감기가 제일 많은 겁니다. 그 다음이 목감기고요. 사실 1년에 1,500만 번 숨을 쉬면서 6~8번 밖에 감기에 걸리지 않는다면 용한 겁니다. '우리 애는 왜 이렇게 약하지?'라고 생각하지 마세요.

이제 감기가 다른 병보다 흔한 이유를 짐작하실 수 있을 겁니다. 어린이에게 감기 다음으로 흔한 병은 장염입니다. 토하고 설사하는 병을 장염이라고 합니다. 장염은 바이러스나 세균이 장으로 들어가서 생깁니다. 어떻게 들어갈까요? 물론 음식을 통해서 들어갑니다. 그런데 숨은 하루에 4만 번이나 쉬지만, 밥은 세 번밖에 안 먹습니다. 그러니 감기가 장염보다 훨씬 많을 수밖에요.

◆ 머리의 모든 구멍은 서로 통합니다

그다음에 알아둘 것은 머리의 모든 구멍이 서로 통한다는 겁니다. 머리에 무슨 구멍이 있나요? 거울을 보세요. 코가 있고, 입이 있고, 눈이 있고, 귀가 있지요. 코와 입이 통해 있다는 건 누구나 알 겁니다. 안약을 넣어보면 조금 있다가 입에서 씁쓸한 약 맛이 납니다. 눈과 입이 통해 있다는 거지요. 비행기를 타거나 높은 곳에 오르면 귀가 먹먹해집니다. 이때 어떻게 하나요? 코를 잡고, 입을 다물고, 힘껏 숨을 불면 귀가 뻥 뚫리지요? 귀와 코, 입이 통해 있기 때문입니다.

또한 머릿속에는 밖으로 통하지는 않지만 텅 빈 공간이 여럿 있습니다. 미간이나 광대뼈 속은 사실 텅 비어 있습니다. 미간과 광대뼈 사이에 뭐가 있나요? 예, 코가 있지요. 코를 중심으로 이런 공간들이 있기 때문에 부비동副鼻洞이라고 합니다. '코 옆에 있는 동굴들'이란 뜻입니다.

자, 이제 입장을 바꿔 봅시다. 바이러스가 되어보는 겁니다. 우리는 툭하면 감기에 걸린다고 불평하지만, 눈에 보이지도 않는 조그만 바이러스들이 우리 몸의 강력한 면역계를 뚫고 코와 목에 자리

일단 병원체가 코로 들어가면,
거기서 목, 귀, 부비동, 눈으로 퍼져나갈 수 있습니다.

귀로도 가고 (중이염)

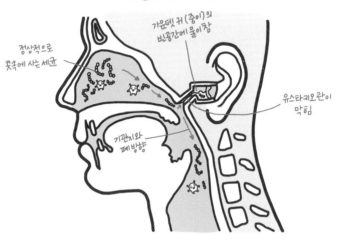

정상적으로
콧속에 사는 세균

가운뎃 귀 (중이)의
빈공간에 물이 참

유스타키오관이
막힘

기관지와
폐 방향

부비동으로도 가고 (축농증)

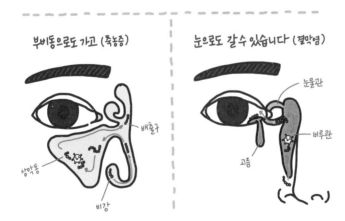

배출구

상악동

비강

눈으로도 갈 수 있습니다 (결막염)

눈물관

비루관

고름

잡는 것 또한 쉬운 일이 아닙니다. 바이러스에게도 삶은 결코 쉬운 게 아니지요. 치열한 전투를 치르고 천신만고 끝에 콧속에 자리를 잡은 놈들은 한동안 태평성대를 누리며 왕성하게 숫자를 늘립니다. 그런데 숫자가 늘어나면 모든 것이 부족해집니다. 자기들끼리 싸우지 않으려면 영토를 넓혀야 합니다. 주변을 둘러보니 새로운 땅으로 통하는 길이 여럿 있습니다. 눈으로, 귀로, 부비동으로, 목구멍을 넘어 기관지와 폐로 가는 길입니다. 이제 바이러스들은 그 길로 진격합니다. 바이러스들이 싸움에서 이긴다면 어떤 일이 벌어질까요? 눈으로 가면 결막염, 귀로 가면 중이염, 부비동으로 가면 부비동염, 기도를 따라 내려가면 기관지염과 폐렴이 생깁니다. 하나같이 유명한 감기의 합병증들입니다. 부비동염? 그런 병은 처음 들어보는데? 원래 악당들은 이름을 여러 개 쓰잖아요. 부비동염도 악당답게 다른 이름이 있습니다. 바로 '축농증'입니다. 이제 무슨 병인지 아시겠지요?

◆ 왜 감기만 걸리면 귀가 아플까?

감기에 걸려도 결막염은 잘 안 생깁니다. 눈으로 올라가는 길이 좁고 가파르기 때문입니다. 어른은 귀로 가는 길도 좁고 가파릅니다. 하지만 어린이는 달라요. 귀로 가는 길이 넓고, 곧고, 경사도 완만합니다. 바이러스 입장에서 어떤 길을 택할까요? 당연히 귀로 갑니다. 그래서 중이염이 잘 생기는 겁니다. 여기서 퀴즈 하나! 코와 입에서 귀로 통하는 길의 이름이 뭘까요? 예, 유스타키오관Eustachian tube입니다. 이 이름을 외워둡시다. 나중에 또 나올 테니까요.

감기에 걸리면 여러 가지 증상이 생깁니다. 이 증상들은 크게 두 가지로 나눌 수 있습니다. 염증에 의한 증상과 막혀서 생기는 증상입니다. 염증이란 말은 많이 쓰지요. 그런데 정확히 염증이 뭔가요? 염증이란 붓고, 빨개지고, 열이 나고, 아프다는 뜻입니다. 네 가지 증상이 한꺼번에 나타나는 걸 염증이라고 합니다. 코감기에 걸리면 코가, 목감기에 걸리면 목이 붓고, 빨개지고, 열이 나고, 아픕니다. 각각 비염, 인두염이라고 합니다. 합치면 어떻게 되죠? 비염 + 인두염 = (비 + 인두)염 = 비인두염. 이렇게 됩니다. 어, 비인두염? 어디서 들어본 것 같은데? 앞에서 얘기했네요. 감기를 의학적으로는 '바이러스성 비인두염'이라고 합니다.

막히는 이유는 두 가지입니다. 부어서 막히고, 진물이 나서 막힙니다. 바이러스가 귀로 진격하면 귀로 올라가는 길, 즉 유스타키오관에도 염증이 생기고 진물이 납니다. 중이中耳라는 공간은 밖으로는 고막으로 막혀 있어 유스타키오관으로만 공기가 통합니다. 그런데 이것마저 막히면 닫힌 공간이 되어버립니다. 여기에 진물이 고입니다. (사실 조금 더 복잡한데 그냥 이렇게만 알아두셔도 됩니다.) 진물은 지저분하지만 미생물에게는 영양분이 풍부하고 맛있는 먹이입니다. 그래서 이걸 먹으려고 바이러스보다 더 무서운 놈이 들어옵니다. 바로 세균이죠. 세균은 바이러스보다 훨씬 크고 힘이 셉니다. 염증도 훨씬 심하게 일으키고, 조직을 훨씬 많이 파괴합니다. 그래서 세균이 침입하면 열도 많이 나고, 귀도 많이 아프고, 고막에 구멍이 나서 고름이 흘러나오기도 합니다.

감기에 걸려 낫는가 했는데 다시 열이 많이 오르면 어딘가 합병증이 생긴 겁니다. 귀가 아프다면 중이염이겠지만 의사 표시를 못하는 어린이들은 그냥 울고 보채기만 하는 경우도 많습니다. 병원에서 귀를 들여다보고 진단을 내려야 합니다. 세균성 중이염이 의심된다면 항생제를 쓰는 게 원칙입니다. 그럼 감기만 걸리면 귀가 아픈 아이는 매번 항생제를 써야 할까요? 이 문제와 항생제에 대해서는 조금 뒤에 더 자세히 알아보겠습니다.

03

우리 아이는 왜 감기만 걸리면 귀가 아플까요?

감기만 걸리면 귀가 아픈 아이들이 있습니다. 부모는 애가 탑니다. 아픈 아이를 지켜보기도 애처롭고, 매번 항생제를 쓰는 것도 불안하고, 혹시 나중에 청력이라도 떨어지면 어떡하나 걱정도 됩니다. 중이염이 자꾸 반복된다면 어떻게 해야 할까요? 예방할 수는 없을까요? 함께 생각해봅시다. 그 전에 한 가지만요. 유스타키오관을 기억하시나요? 코와 목과 귀는 모두 통해 있다고 했습니다. 코와 목이 만나는 지점에 귀로 올라가는 길이 있습니다. 이 길 이름이 유스타키오관입니다. 유스타키오관을 따라가면 중이, 즉 가운데귀로 통합니다. 유스타키오관은 중이로 통하는 유일한 길입니다. 이 관이 막히면 가운데귀는 폐쇄된 공간이 되어버립니다. 진공상태가 되면 그 공간에 물이 차고, 그 물에 세균 감염이 일어나면 중이염이 생기는 겁니다.

◆ **어떨 때 중이염을 의심해야 할까요?**

중이염이 생기면 어떤 증상이 있을까요? 당연히 귀가 아프지요. 그리고 열이 납니다. 감기처럼 바이러스가 아니라, 세균 감염인 경우가 많기 때문에 제법 고열이 납니다. 열나고 아픈 것만도 괴로운데, 귀에 물이 찼으니 윙윙거리며 잘 안 들리겠지요? 생각해보세요. 어른도 답답하고 성가실 텐데 아이들은 아직 세상이 낯설잖아요. 얼마나 당황스럽고 겁이 나겠어요? 그러니 울고 보챕니다. 어린이들은 열이 나면 잘 먹지 않죠? 토하고 설사하는 일도 많고요.

열나고 아프고, 울고 보채고, 잘 안 먹고, 때때로 토하고 설사하는 것이 중이염의 증상입니다. 귀를 잡아당기는 건요? 물론 귀가 아프고 답답하니까 자꾸 만지고 잡아당길 수도 있습니다. 하지만 귀를 잡아당긴다고 해서 모두 중이염은 아닙니다. 어른과 마찬가지로 어린이도 별다른 이유 없이 귀를 만지고, 잡아당기고, 심지어 후빌 수 있습니다.

감기에 걸리면 코와 목에 제일 먼저 염증이 생긴다고 했습니다. 코감기나 목감기가 생긴 후 바이러스들이 유스타키오관으로 진격해서 문제를 일으키려면 며칠 걸립니다. 그래서 중이염의 전형적인 스토리는 이렇게 됩니다. 감기 걸려서 코를 훌쩍거리고, 열도 좀 나고, 기침도 좀 하다가 '낫는가 했더니 갑자기' 고열이 치솟으며 엄청 보채고 안 먹고 토합니다. 병원에 갔더니 의사 선생님이 귀를 들여다보고 엄숙하게 선언합니다. "급성 중이염입니다!"

◆ 항생제를 꼭 써야 할까요?

이론상 바이러스 중이염이라면 항생제를 쓰지 않습니다. 하지만 바이러스만으로 이렇게 전형적인 경과와 증상을 나타내는 경우는 별로 없습니다. 급성 중이염이라면 일단 세균성으로 생각합니다. 항생제를 쓰는 것이 원칙이라는 뜻입니다. 실제로 급성 중이염은 어린이에게 항생제를 처방하는 가장 흔한 원인입니다. 어떤 항생제를 얼마나 오래 쓸 것인지는 상당히 복잡한 문제입니다. 일단 아이의 나이를 고려해야 하고요. 얼마나 열이 나고 보채는지, 잘 먹는지를 봐야 합니다. 평소 건강상태와 전에 중이염을 얼마나 자주 앓았는지, 중이염이 한쪽에만 왔는지, 양쪽 모두 문제인지에 따라서도 달라지고, 심지어 부모가 아이를 얼마나 신경 써서 볼 수 있는지도 고려해야 합니다. 그러니 항생제 치료는 의사 선생님께 맡기세요. 인터넷에서 얻은 짧은 지식으로, 의사가 항생제를 쓰자고 하면 공격적으로 따지는 부모들이 많습니다. 아이에게 아무런 도움이 되지 않습니다.

공연히 겁을 주기는 싫지만, 제 외할아버지는 중이염으로 돌아가셨습니다. 항생제를 구하기 어려웠던 시절의 얘기입니다. 우리의 눈, 코, 귀는 생존에 너무나 중요한 정보를 감지하는 기관입니다. 이 정보를 뇌에서 받아들이고 처리하여 중요한 결정을 내립니다. 그래서 눈과 코와 귀가 뇌와 아주 가까운 곳에 있는 겁니다. 이들 감각 기관은 뇌의 일부라고 보는 사람이 있을 정도입니다. 그래서 눈이나 귀에 감염이 생겼을 때 제대로 치료하지 않으면 뇌로 퍼지기 쉽습니다. 항생제가 없던 시절에는 중이염이 생기면 뇌막염으로 번져 스무 명에 한 명꼴로 생명을 잃었습니다. 그러니 항생제 치료를 무조건 피한다고 능사는 아닙니다.

항생제를 쓰기 시작했다면 두 가지가 중요합니다. 첫째, 일단 항생제를 쓰기 시작했다면 증상이 좋아지더라도 정해진 날짜를 채우세요. 일찍 끊어버리면 재발하기 쉽고, 항생제 내성균도 잘 생깁니다. 둘째, 급성 중이염의 표준 항생제 치료 기간은 5~10일입니다. 그런데 충분히 항생제를 써서 세균이 다 죽고, 아이도 잘 놀고, 아무 이상이 없는데 여전히 가운데귀 속에 물이 남아 있는 경우가 있습니다. 유스타키오관이 아직 열리지 않은 거지요. 이런 상태를 장액성漿液性 중이염이라고 합니다. '가운데귀에 맑은 물이 고여 있는 상태'라는 뜻입니다. 한때는 물이 완전히 빠질 때까지 항생제를 썼지만, 현재는 항생제를 쓰지 않고 지켜보는 것이 원칙입니다. 따라서 10일이 넘었는데도 계속 항생제를 쓰고 있다면 한 번쯤 다른 의사를 찾아가 의견을 들어보는 것이 좋습니다.

◆ 예방할 수는 없을까요?

아이들은 저마다 생김새도 다르고, 키와 몸무게도 다르지요. 유스타키오관도 마찬가지입니다. 유스타키오관이 유난히 좁고, 구불구불하며, 수평에 가까운 아이들이 있습니다. 이런 경우, 항생제 치료를 해서 세균이 다 죽은 뒤에도 유스타키오관은 열리지 않습니다. 가운데귀에 맑은 물이 고여 있는 상태, 즉 장액성 중이염이 계속되는 거지요. 장액성 중이염에는 항생제를 쓰지 않는다고 했지요? 그런데 이런 물은 세균에게 맛있는 먹이입니다. 세균이 어떻게

든 침입하려고 애를 쓰기 때문에 다시 감염이 생기기 쉽습니다. 그러면 어떻게 될까요? 열이 나고 귀가 아픈 일이 반복됩니다. 급성 중이염이 재발하는 거죠. 다시 항생제를 써야 합니다. 중이염이 자주 반복되면 아이는 물론, 부모나 치료하는 의사에게도 적지 않은 스트레스가 됩니다.

중이염의 재발을 막기 위해 해볼 수 있는 방법은 크게 다음의 네 가지입니다.

① 폐렴과 독감 예방접종을 합니다. 중이염의 주 원인균은 폐렴구균입니다. 폐렴 접종은 폐렴을 막으려는 접종이라기보다 폐렴구균에 대한 접종입니다. 폐렴 접종과 독감 접종을 하면 실제로 중이염이 줄어드는지는 아직 확실치 않습니다(여러 가지 사항을 고려해야 하는데 좀 어려운 얘기이므로 통과!). 하지만 다른 병도 예방할 수 있고, 아이가 중이염이 자주 재발해서 힘든 데다 항생제도 자꾸 써야 하므로 할 수 있는 건 다 해보자는 거지요. 독감은 일반 감기보다 합병증을 훨씬 많이 일으키므로 예방접종을 권합니다.

② 높은 산이나 비행기에서 귀가 막혔을 때 하는 것처럼 코를 잡고, 입을 꼭 다물고, 힘껏 숨을 내쉬는 일을 반복합니다. 이걸 이관통기법耳管通氣法, 또는 발살바Valsalva법이라고 합니다. 아이들에게는 중이염 운동이라고 설명하고 풍선을 불게 하거나, 주사기에서 바늘을 빼고 거꾸로 물린 후 힘껏 불어서 피스톤을 움직이게 합니다. 칭찬을 해주면 취미를 붙여서 잘합니다. 하루 네 번,

식후와 자기 전에 시키세요. 단, 풍선은 쓰고 난 후 아이들 손 닿지 않는 곳에 치워두어야 합니다. 질식할 위험이 있으니까요.

③ 당분간이라도 어린이집에 보내지 않을 수 있다면 그렇게 하세요. 감기는 물론 중이염의 빈도도 현저히 줄어드는 아이들이 있습니다. 규모가 작은 어린이집으로 옮기는 것도 방법입니다.

④ 유스타키오관이 정 뚫리지 않는다면 다른 쪽에 구멍을 내서 물이 흘러나오게 할 수 있습니다. 즉, 고막에 작은 구멍을 내고 통기관을 삽입하는 것입니다. 작은 수술이지만 안전합니다.

모든 방법이 효과가 없으면 어떻게 해야 할까요? 다행히 중이염 때문에 귀가 안 들리거나 언어발달이 늦어지는 일은 거의 없습니다. 어린이를 키울 때 한 가지 좋은 것은 아무리 골치 아픈 문제라도 아이가 크면서 저절로 좋아진다는 점입니다. 유스타키오관은 성장하면서 점점 넓어지고, 똑바로 펴지고, 수직에 가까워집니다. 지금 아무리 중이염에 시달려도 언젠가 추억이 될 날이 옵니다. 그러니 너무 심각하게 생각하지 마세요. 그때가 언제냐고요? 대부분 다섯 살이 넘으면 중이염이 잘 생기지 않습니다. 시간은 우리 편이라고 믿고 조금 느긋하게 기다려봅시다. 고민한다고 사정이 좋아지는 것도 아니잖아요.

04

노란 코가 나오면 다 축농증인가요?

감기와 가장 친한 사촌은 중이염입니다. 그다음이 부비동염쯤 될 겁니다. 부비동염은 진단이 남발되고, 항생제는 더욱 남용되는 질병입니다. 그렇게 유명한 병인데 왜 들어본 적이 없느냐고요? 부비동염이라고 하면 어렵지만, 축농증이라는 병명은 많이 들어봤을 겁니다. 부비동염이 바로 축농증입니다.

축농증은 한자로 '蓄膿症'이라고 씁니다. '고름이 고이는 병'이란 뜻입니다. 어디에 고름이 고인다는 뜻일까요? 바로 '부비동'이라는 곳에 고입니다. 부비동은 '코 옆에 있는 공간'이란 뜻입니다. 코 옆에 무슨 공간이 있냐고요? 다시 거울을 보세요. 코 양쪽 옆에 뭐가 있습니까? 광대뼈가 있지요. 그 광대뼈 속은 텅 빈 곳으로 되어 있습니다. 이런 공간이 이마뼈 속에도 있고, 눈 뒤에도 있습니다. 전체적으로 우리 머리뼈 속은 무언가로 꽉 찬 것이 아니라, 군데군데 아무것도 없이 비어 있는 곳이 있습니다.

왜 뼛속에 공간이 있을까요? 정확한 이유는 잘 모릅니다. 하지만 의사들은 부비동이 머리의 무게를 줄이고, 충격을 흡수하며, 숨 쉴 때 공기의 온도와 습도를 조절하고, 이물질을 제거하는 등 이로운 역할을 한다고 생각합니다(머리의 무게는 성인의 경우 5kg에 이릅니다. 더 무겁다면 그만큼 목뼈에 부담이 되겠지요). 이렇게 좋기만 하다면 환상적이 겠지만 어디 삶이 그런가요? 창문을 꼭꼭 닫고 살면 방안에 퀴퀴한 냄새가 나듯, 우리 몸속의 모든 공간은 '바람이 잘 통해야' 합니다. 부비동도 마찬가집니다.

모든 부비동은 코와 통합니다. 문제는 그 통로가 상당히 좁다는 겁니다. 감기에 걸리면 콧속이 붓고 콧물이 나지요. 가뜩이나 좁은 부비동의 통로가 퉁퉁 부어서 막히고, 콧물로 또 막힙니다. 몸속 공간에 '바람이 통하지 않으면' 반드시 문제가 생깁니다. 점액이 고이고, 점액 속의 영양분을 먹고 사는 바이러스와 세균이 침입합니다. '부비동염'이 시작되는 거지요.

◆ 부비동염의 3대 증상

부비동염이 생기면 어떤 증상이 나타날까요? '염'으로 끝나는 병은 '염증'이란 뜻입니다. 염증의 정의, 기억하시나요? 염증이란 붓고, 빨개지고, 열이 나고, 아프다는 뜻입니다. 따라서 부비동이 아픕니다. 부비동이 어디 있다고요? 양쪽 광대뼈, 이마, 눈 뒤쪽이죠. 그러니 양쪽 광대뼈가 아프거나 두통이 생깁니다. 그리고 콧속이 부으니 코가 막힙니다. 무엇보다 누런 코, 심지어 푸르스름한 코가 나옵니다. 일정한 공간에 고어 있다가 나오는 것이니 보통 코감기 때보다 훨씬 많이 나오지요. 누런 코가 아주 많이 나오는 걸 보고 옛날

분들은 "고름이 어딘가 모여 있다가 나오는 증상 같다"라고 '축농증'이라는 이름을 붙였습니다. 서서 돌아다닐 때는 누런 코가 코로 나오지만, 자려고 누우면 중력에 의해 목 뒤로 넘어갑니다. 그대로 삼키면 괜찮겠지만, 어린이가 잠들어 있는 중에 계속 코가 목 뒤로 넘어오니 사레들지 않을 재주가 없습니다. 잘 자던 아이가 갑자기 사레가 들어 발작적으로 기침을 하고, 기침이 심하면 토하는데, 그 속에 밤새 삼킨 누런 코가 그대로 나옵니다. 부모는 깜짝 놀라 날이 밝자마자 병원으로 뛰어옵니다. "선생님, 저희 아이가 글쎄, 자다가 일어나 시퍼런 가래를 한 사발이나 토했어요!"

정리하면 부비동염의 3대 증상은 누런 코가 나오고, 코가 막히고, 이마나 광대뼈 부위가 아픈 겁니다. 어린이들은 열이 나기도 하고, 기분이 안 좋거나, 식욕이 줄거나, 토하거나, 피곤해합니다. 잘 때 발작적인 기침을 하기도 합니다. 그런데 앞에서 부비동염은 '진단이 남발되고, 항생제는 더욱 남용되는 질병'이라고 한 건 무슨 뜻일까요? 일단 증상을 다시 한번 봅시다. 누런 코, 코막힘, 두통…, 이거 어디서 많이 본 증상 아닌가요? 예, 감기 증상입니다. 부비동염이 아니라 감기에만 걸려도 코가 막히고 누런 코가 나올 수 있습니다. 실제로 코감기와 부비동염은 증상만 보고는 구분하기 어렵습니다. 그래서 요즘은 부비동염이라고 하지 않고 '비부비동염'이라고 합니다. 비염(코감기란 뜻입니다. 알레르기 비염과는 다릅니다)과 부비동염을 정확히 구분하기도 어렵고, 구분해봐야 별 의미도 없으니 그냥 같이 부르자는 뜻입니다. '가만, 별 의미도 없다니? 부비동염은 그래도 뼈 속 공간에 염증이 생긴 건데 항생제를 써줘야 하는 거 아니야?' 바로 이 점이 중요합니다.

◆ 부비동염이면 반드시 항생제를 써야 할까요?

부비동염이나 감기나 마찬가진데 누런 코가 나오면 의사들이 부비동염이라는 진단을 선호하는 이유는 뭘까요? ①우선 항생제 때문입니다. 의사, 특히 소아청소년과 의사는 거의 모든 환자를 볼 때 항생제를 쓸지 말지 고민합니다. 항생제를 남용하면 안 된다는 원칙과 환자가 나빠지면 어쩌나 하는 불안을 저울에 올려놓고 어느 쪽으로 기우는지 봅니다. 감기 환자에게 항생제를 처방하는 것보다 부비동염 환자에게 항생제를 처방하는 쪽이 마음이 더 편하지요. ②실질적인 요인도 있습니다. 우리나라는 의료제도가 왜곡되어 있어 똑같은 환자라도 '감기'라고 진단하고 항생제를 처방하면 진료비를 삭감당합니다. 잘못하면 부도덕하고 실력 없는 의사로 낙인찍히기도 합니다. ③부모에게 설명하기도 좋습니다. 모든 부모의 눈에는 자기 자녀가 세상에서 가장 중한 환자로 보입니다. 밤새 기침하고 심지어 '시퍼런 가래를 한 사발이나 토해낸' 아이를 들쳐 업고 달려왔더니 의사가 그냥 '감기'라고 하면 의심이 듭니다. 화를 내는 분도 많습니다. 바로 옆 병원으로 달려갔더니 '부비동염'이라는 어렵고도 심각하게 들리는 진단을 내리고, 이게 바로 '축농증'이라고 친절한 설명을 덧붙입니다. "축농증! 그 고질병이라는! 그럼 그렇지. 기침을 한 달은 했을 거야(사실은 사나흘 했습니다). 그럼 아까 그 의사는 뭐야? 축농증도 모르고… 돌팔이 같으니!" 이렇게 되는 겁니다.

그런데 부비동염이면 반드시 항생제를 써야 할까요? 그렇지 않습니다. 감염에는 바이러스 감염과 세균 감염이 있습니다. 바이러스에는 항생제를 쓰면 안 되고, 세균이면 항생제를 써야 합니다. 문제는 증상이 비슷하다는 겁니다. 부비동염도 마찬가집니다. 바이러스 감염이라도 누런 코가 나오고 두통이 심할 수 있습니다. 고열이날 수도 있고요. 그래서 치료 원칙은 이렇습니다. 일단 해열진통제로 통증을 가라앉히는 것이 가장 중요합니다. 앞에서 바람이 통해야 한다고 했지요? 코막힘을 해소해주면 부비동에 고여 있던 점액이 자연스럽게 흘러나오고 바람이 통하면서 대개 저절로 좋아집니다. 코막힘에는 충혈제거제(일주일 이상 쓰면 안 됩니다)와 국소 스테로이드가 제일입니다(9장 알레르기를 참고하세요). 조금 큰 아이에게는 식염수로 콧속을 세척하는 방법을 함께 쓰면 좋습니다. 한쪽 코에 식염수를 흘려 넣어 목을 통해 다른 쪽 콧구멍으로 흘러나오게 하는 방법입니다. 어려울 것 같지만 아주 쉽습니다. 초등학생도 조금만 연습하면 잘합니다. 약국에 가보면 주사기나 병 모양의 키트가 나와 있습니다. 코 세척은 알레르기에도 효과가 아주 좋습니다. 그리고 점액이 묽으면 아무래도 잘 흘러나오겠지요? 그래서 점액용해제라는 약을 씁니다만, 이 약은 물을 충분히 마시지 않으면 효과가 없습니다. 그러니 물을 많이 마셔야 합니다. 예로부터 써왔던 항히스타민제는 점액을 진득하게 만들어 오히려 증상을 악화시킬 수 있습니다. 알레르기가 있다면 모를까, 아니라면 쓰지 않는 게 원칙입니다.

항생제는요? 우선 증상이 심하지 않으면 쓰지 않습니다. 증상이 심한 경우에도 환자를 자주 병원에 오라고 해서 관찰할 수 있다면 쓰지 않습니다. 왜냐고요? 항생제를 쓰지 않아도 60%는 좋아지기 때문입니다. 확실히 입증된 사실입니다. 우리의 면역력을 믿으세요. 결국 아주 심한 경우에, 병원에 다시 오지 않을 것 같은 환자에게만 항생제를 쓴다는 겁니다. 우리는 어떻습니까? 의사가 뭐라고 하든 모든 부모는 자기 자녀의 증세가 가장 심하다고 믿지요. 항생제를 주지 않고 2~3일 후에 오라고 하면 바로 옆 병원으로 가버립니다. 그러니 의사와 부모의 행복한 합의하에 항생제가 남용되는 겁니다. 물론 욕은 의사만 먹지요. 문제를 해결하려면 지식을 널리 알리고 어느 정도 불편과 위험을 감수하는 사회적 합의가 있어야 합니다. 사회적 합의는 누가 이끌어내야 할까요? 보통 의료의 주체를 국민, 의사, 정부라고 합니다. 사회적 합의를 이끌어내는 일은 정부가 해야 합니다. 무슨 거창한 소리를 늘어놓으며 이쪽저쪽 비위를 맞추기보다 꼭 해야 할 일을 책임 있게 해내는 정부의 모습을 보고 싶습니다. 항생제에 대한 더 자세한 내용은 다음 3장에서 더 설명하겠습니다.

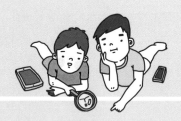

항생제 내성 문제에 대처하는 가장 좋은 방법은 겸허하게 우리의 한계를 인정하고, 생명의 위대함을 받아들이
는 것입니다. 항생제라는 자연의 선물에 감사하면서 소중히 아껴 써야 합니다. 이런 기본 지식과 마음가짐을 가
지고 구체적으로 무엇이 문제고, 어떻게 해야 하는지 알아보겠습니다.

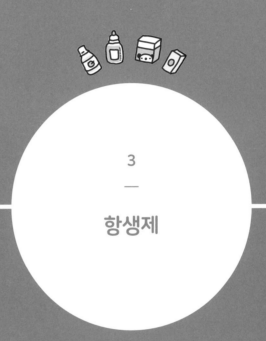

3
—

항생제

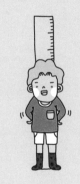

왜 우리는 세균을 이길 수 없을까요?

2개월 전 알렉산더는 장미 덤불에 얼굴을 긁혔는데, 사소하다고 생각했던 상처가 그만 감염되어버렸다. 곧 얼굴 여기저기에서 고름이 흘러나오기 시작했고, 결국 감염으로 인해 왼쪽 눈을 도려내야 했다. 오른쪽 눈마저 같은 운명에 처할 위기에 놓였다. 감염이 뼈까지 파고들어가 오른팔에서도 고름이 흘러나왔고, 기침을 하면 폐에 생긴 공동에서 누런 가래가 덩어리째 올라왔다.[*]

역사상 최초로 페니실린 치료를 받았던 43세의 경찰관 앨버트 알렉산더에 관한 기록입니다. 이 이야기는 항생제가 발견되기 전의 세상을 생생히 보여줍니다. 건강한 사람이 장미 가시에 얼굴을 긁힌 사소한 일 때문에 온몸에서 고름이 흘러나오고, 결국 양쪽 눈까지 도려내가며 끔찍한 고통 속에 죽었던 겁니다. 그야말로 우연에 생명을 맡기고 살았던 셈입니다. 페니실린이 실용화된 1941년 이

---

[*]   《현대의학의 거의 모든 역사》, 제임스 르 파누, 알마, 2016년.

전까지 인류의 평균수명은 40세 남짓이었습니다. 로마시대의 평균수명이 25~35세였다고 하니 1,000년 동안 불과 5~10년 늘어났네요. 하지만 항생제가 발견된 지 80년도 안 되어 이제 어지간한 나라는 평균수명이 80세를 넘습니다. 머지않아 100세를 돌파하리라는 장밋빛 전망도 나옵니다. 일등공신은 항생제입니다. 그러나 불길한 소식도 있습니다. 지금 같은 속도로 항생제 내성이 늘어난다면, 항생제가 듣지 않는 세상이 다시 찾아올 수 있다는 겁니다. 우리 아이들은 항생제가 통하지 않는 세상에서 살게 될지도 모릅니다. 자녀가 40세까지도 살지 못한다고 생각해보세요. 얼마나 심각한지 실감이 나시나요?

◆ 우리는 세균을 이길 수 없습니다

항생제 내성에 관해 중요한 사실이 있습니다. 우리가 아무리 열심히 새로운 항생제를 개발해도, 세균이 항생제 내성을 갖는 속도를 쫓아갈 수 없다는 겁니다. 왜 그럴까요? 먼저 2명의 주연배우를 만나봅시다. 세균과 항생제입니다. 세균은 단세포 생물입니다. 세포 딱 한 개로 이루어진 생물이란 뜻입니다(참고로 사람은 세포 100조 개로 이루어진 다세포 생물입니다). 아주 작아서 눈에 보이지도 않지요. 실험실에서는 세균을 둥그런 배양접시에서 키우는데, 직경 1mm의 집락 안에 세균 10억 마리가 삽니다. 지구에는 10^{30}마리의 세균이 있다고 추정합니다. 1 뒤에 0이 30개 붙은 숫자로 우주의 별을 모두 합친 숫자의 1,000만 배입니다. 세균이 이렇게 번성하는 이유는 엄청난 적응력 덕분입니다. 세균은 우리 주변 어디에나 있고, 우리 몸속에도 있습니다. 살기 좋은 곳에서만 사는 게 아닙니다. 섭씨 120도에서 살아가는 세균이 있는가 하면, 핵발전소에서 쏟아지는 방사성 오염수 속에서 사는 세균도 있습니다. 우리는 세균에 의한 부패를 막기 위해 음식을 소금에 절이지만, 염분이 많아 사람의 몸이 저절로 둥둥 뜨는 이스라엘의 사해死海에서 사는 세균도 있습니다. 광합성을 할 수 있어 햇빛만 비치면 사는 세균도 있고, 햇빛이라고는 한 점도 들지 않는 심해에서 사는 세균도 있습니다. 이런 무지막지한 적응력은 어디서 나올까요?

답은 세균의 분열속도에 있습니다. 세균 중에 분열속도가 가장 빠른 놈은 6분 20초 만에 두 마리가 됩니다. 이런 속도라면 한 시간 후에 1,000마리, 두 시간 후에 100만 마리, 세 시간 후에는 10억 마리가 됩니다. 유명한 대장균이나 포도상구균은 분열속도가 20분으로 느린 편입니다. 그래도 하루면 70대손이 태어납니다. 그게 뭐가 중요하냐고요? 세대가 짧으면 환경에 적응하기가 쉽습니다. 지구상 모든 생물은 진화의 산물입니다. 진화는 하나의 세포에서 시작되었습니다(요즘은 다른 학설도 있습니다만). 시간이 좀 걸리긴 했지만(수십억 년 정도), 단 한 개의 세포에서 아메바와 따개비와 떡갈나무와 흰수염고래와 인간이 만들어진 겁니다. 기적이지요. 그래서 아직도 진화를 못 믿는 사람도 많습니다. 최초의 세포가 의도적으로 인간이 되려고 한 것은 아닙니다. 환경에 적응하다 보니 인간이 된 겁니다. 진화의 교훈은 수없이 세포분열을 거듭할 수 있다면 어떤 환경에도 적응할 수 있다는 겁니다. 한 개의 세포가 흰수염고래가 되고, 펄펄 끓는 물 속에서도 자식을 낳아 기르는 기적에 비하면 항생제를 극복하는 것 따위는 일도 아닙니다.

◆ 항생제 내성에 대처하는 가장 좋은 방법

두 번째 주연배우를 불러봅시다. 항생제죠. 놀랍게도 현재 사용되는 대부분의 항생제는 우리가 만든 것이 아닙니다. 자연 속에 존재하는 걸 찾아낸 겁니다. 페니실린도 푸른곰팡이에서 발견되었지요? 그런데 찾을 만큼 찾았기 때문에 이젠 새로운 항생제를 찾아내기가 만만치 않습니다. 그동안에는 기존 항생제를 조금씩 변형시켜 내성균에 대처해왔지만 이 방법도 한계에 도달했습니다. 처음부터 시험관 안에서 합성해내는 방법은 어렵고, 시간도 많이 걸립니다. 천신만고 끝에 새로운 항생제를 찾았다고 합시다. 새로운 물질을 약으로 쓰려면 두 가지를 확인해야 합니다. 정말로 효과가 있는지(유효성)와 사람에게 써도 안전한지(안전성)입니다. 유효성과 안전성을 확인하기 위해 임상시험이란 걸 합니다. 임상시험을 무슨 큰 음모인양 매도하는 사람들도 있지요. 실제로 그런 측면도 있습니다. 거대자본이 학계와 정부를 매수하여 시험 결과를 조작한다든지, 저개발국가에서 인권을 무시하고 위험을 제대로 알리지 않은 채 진행하는 일이 벌어집니다. 하지만 임상시험이 없다면 신약을 개발할 수 없습니다. 시험도 안 해본 걸 약이라고 먹을 수는 없잖아요. 현대를 사는 일이 그토록 어려운 이유는 거의 모든 부분에 이렇게 선의와 협잡이 뒤섞여 있기 때문입니다.

　어쨌든 임상시험을 해야 하는데, 임상시험이라는 게 비용도 많이 들지만 시간도 많이 걸립니다. 보통 몇 년씩 걸리지요. 거기에 비해 하루면 70대손을 생산해내는 세균은 내성을 너무나 빨리 발달시킵니다. 처음부터 게임이 안 되는 겁니다. 우리 인간은 많은 걸 이루었기에 스스로 위대한 존재라고 착각하는 경향이 있지요. 하지만 본디 생명이란 물리적, 화학적 조건의 극한에서 불가능을 가능으로 만들면서 이어져온 것입니다. 그러니 항생제 내성 문제에 대처하는 가장 좋은 방법은 겸허하게 우리의 한계를 인정하고, 생명의 위대함을 받아들이는 것입니다. 항생제라는 자연의 선물에 감사하면서 소중히 아껴 써야 합니다. 이런 기본 지식과 마음가짐을 가지고 구체적으로 무엇이 문제고, 어떻게 해야 하는지 알아보겠습니다. 참, 이 글에서 세균에 대한 환상적인 사실들은 코펜하겐대학교 미생물학과에서 인터넷 교육 코스인 코세라Coursera에 올린 '세균과 만성감염'이라는 강좌에서 인용했습니다. 코펜하겐대학의 교수님들, 감사합니다!

02

왜 그들은 항생제를 안 쓸까요?

오래전 일입니다. 병원에 스위스 아이가 하나 찾아왔습니다. 여행 중인데 열이 아주 심했습니다. 진찰해보니 목 속이 벌겋게 부어 있었습니다. 먹기도 그런대로 먹고, 열이 떨어지면 잘 논다고 하기에 감기라고 설명하고 해열제만 줘서 보냈습니다. 이틀 후에 다시 찾아왔는데, 여전히 열이 심했습니다. 목을 보니 양쪽 편도가 서로 닿을 정도로 부어 있었습니다. 세균 감염일 수 있고, 아이도 힘들어하니 항생제를 쓰자고 했지만, 부모는 좀 더 지켜보기를 원했습니다. 심해지면 심각한 합병증이 생길 수 있다고 했더니 문제가 생겨도 책임을 묻지 않겠다고 하더군요. 5일째에도 여전히 고열이 났습니다. 아무리 부모가 양해한다고 해도, 진료의 책임은 의사한테 있는 것이니 슬슬 걱정이 됐습니다. 부모는 요지부동이었습니다. 그렇게까지 고집을 부리니 좀 괘씸하다는 생각도 들더군요. 그러나 7일째 마침내 아이의 열이 뚝 떨어지며 온몸에 발진이 돋았습니다. 돌발진이라는 병이었습니다. 항생제가 필요 없는 바이러스 질환이었던 거죠.

폐렴구균이란 균이 있습니다. 폐렴과 중이염의 주 원인균입니다. 페니실린으로 치료합니다. 그런데 갈수록 항생제 내성이 늘어납니다. 몇 년 전, 각국의 폐렴구균 내성을 조사했더니 미국은 51.8%가 페니실린에 내성을 보였습니다. 현재 우리나라는 내성이 80%에 육박합니다. 미국이나 우리나라에선 중이염이나 폐렴에 페니실린이 무용지물이란 뜻입니다. 이렇게 된 이유는 필요 이상으로 항생제를 남용했기 때문입니다. 놀라운 것은 노르웨이와 스웨덴의 수치입니다. 내성률이 7.4%에 불과합니다. 페니실린만 써도 치료가 잘 된다는 얘기지요. 도대체 어떻게 했길래 이런 결과가 나온 것일까요? 노르웨이에서는 중이염에 "항생제를 최소한으로 쓴다" 정도가 아니라 "아예 안 쓴다"가 답입니다. 노르웨이 의사들은 부모에게 이렇게 설명합니다.

"중이염입니다. 저절로 낫는 경우가 많으니 일단 해열제만 먹이며 지켜봅시다. 하지만 일부에서 뇌수막염이나 중한 합병증이 생길 수 있으니 이틀 동안 아이를 잘 봐야 합니다. 그 사이에 열이 너무 심해서 많이 보채거나, 거의 먹지 못하거나, 토하거나, 심한 두통이 생기면 바로 데려오세요."

◆ 항생제를 쓰는 의사는 나쁜 의사일까요?

중이염은 대부분 세균성 질환입니다. 항생제로 치료하는 것이 원칙입니다. 하지만 세균성 질환이라고 반드시 항생제를 써야만 하는 것은 아닙니다. 그냥 둬도 3분의 2 정도는 우리 면역계가 이겨냅

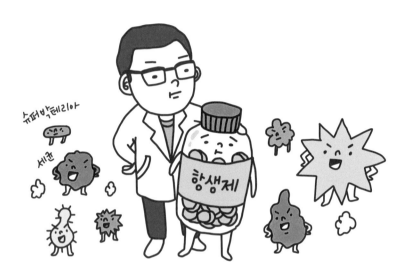

슈퍼박테리아

세균

항생제

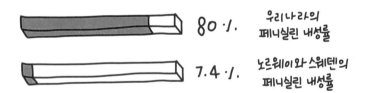

80 % | 우리나라의 페니실린 내성률

7.4 % | 노르웨이와 스웨덴의 페니실린 내성률

니다. 그러면 처음부터 항생제를 쓰는 미국이나 우리나라 의사들은 부도덕한 걸까요? 꼭 그런 건 아닙니다. 나머지 3분의 1에선 중이염이 만성화되어 청력에 이상이 생기거나, 귀 주변의 뼈 또는 뇌에까지 침범하여 생명을 위협하는 합병증이 생길 수도 있습니다. 실제로 항생제가 개발되기 전에는 중이염으로 죽는 아이들이 많았습니다. 세균성 뇌수막염의 가장 중요한 원인이 중이염이었지요. 만일 중이염에 항생제를 쓰지 않았다가 뇌수막염이 생겨 아이가 입원하거나 위독해진다면? 미국 같으면 거액 소송감입니다. 우리는 어떨까요? 그 의사는 더 이상 병원하기 힘들 겁니다. 물론 우리는 하루 만에 열이 떨어지지 않으면 바로 다른 병원으로 가기 때문에 그런 일이 생기지 않을 거라는 농담도 있습니다만…. 그럼 노르웨이 아이들에게는 심각한 문제가 자주 생길까요? 그렇지 않습니다. 부모들이 의사의 설명을 잘 듣고 아이가 증상이 나빠지면 즉시 병원에 데리고 오기 때문입니다.

우린 남의 욕을 잘하지요. 시원하게 욕을 하고 모욕을 줘야 자기가 높아진다고 생각합니다. 항생제 얘기가 나오면 즉시 의사들이 항생제를 남용해서 그렇다는 기사가 뜹니다. "감기는 바이러스 질환이라 항생제가 듣지 않는데도 병의원의 44.4%가 감기에 항생제를 사용"한다고 꾸짖습니다. 물론 공부도 안 하고 무능하고 태만하여 감기에건 뭐에건 무조건 항생제를 쓰고 보는 의사도 있을지 모르겠습니다. 제약회사의 리베이트가 근절되었다지만 어떤 형태로든 영업도 할 겁니다. 그러나 의료계의 무능과 자본의 부도덕함을

냉소하고 개탄하는 데서 그친다면 문제를 해결할 수 없습니다. 우리는 문제를 해결하고 싶지, 욕할 대상이 필요한 것이 아닙니다. 수십 년간 의사를 욕해도 달라지는 건 하나도 없으니 조금 다른 각도에서 생각해봅시다.

◆ **노르웨이처럼 되려면**

노르웨이처럼 되려면 두 가지 조건이 충족되어야 합니다. 첫째, 의사가 충분한 시간을 들여 설명을 해야 합니다. 그러면 부모에게 왜 당장 항생제를 쓰지 않아도 되는지, 어떤 증상이 있으면 바로 데려와야 하는지 제대로 교육시킬 수 있습니다. 노르웨이 부모들이 얼마나 똑똑한지는 몰라도, 대한민국은 세계 최고의 교육수준을 자랑하는 국가입니다. 충분한 시간을 들여 친절하고 꼼꼼하게 설명한다면 부모들이 못 알아들을 리 없습니다. 둘째, 아이가 아플 때 부모가 집에서 아이를 돌보거나, 아이를 돌보는 시설에서 부모처럼 꼼꼼히 아이를 관찰할 수 있어야 합니다. 첫째는 의료제도의 문제고, 둘째는 사회제도의 문제입니다. 어쩌면 제도의 문제이기 전에 사회적 신뢰의 문제일지도 모르지요. 아이가 바로 좋아지지 않아도 의사를 믿고 기다리는 곳에서는 교과서대로 진료할 수 있습니다. 그러나 의사에 대한 불신과 증오가 심하고, 수가가 너무 낮아 환자를 많이 봐야만 병원을 유지할 수 있고, 치료가 조금만 길어져도 환자가 다른 병원으로 가버린다면 의사는 항생제를 쓸 수밖에 없습니다.

그러니 두 가지 문제를 해결해야 합니다. 우선 진료수가를 올리고, 대신 충분한 진료시간을 보장하는 제도를 갖추어야 합니다. 의사가 설명을 많이 하도록 만들어야 합니다. 의사가 설명을 많이 하면 환자의 지식수준도 올라가지만, 의사도 공부를 하지 않고는 배길 수 없습니다. 결국 사회의 지식수준이 전반적으로 올라가 장기적으로 더 건강한 사회가 되고 의료비도 줄어듭니다. 위에서 예로 든 스위스 아이도 부모가 충분한 의학적 지식을 갖고 의사에게 당신 책임을 묻지 않겠다고 했기 때문에 항생제를 쓰지 않고 버틸 수 있었던 겁니다.

두 번째로 바쁘지 않은 사회를 만들어야 합니다. 믿지 않을지도 모르지만 우리나라 사람들은 말 많은 의사를 싫어합니다. 여론조사를 해보면 설명 잘 해주는 의사가 제일 좋다고 하는데, 실제로 설명이 조금 길어지면 거의 견디지 못합니다. 그 사람들이 무식해서 그런 걸까요? 아니죠. 시간이 없는 겁니다. 직장에서 눈치 봐가며 겨우 아이를 병원에 데려올 시간을 냈으니 빨리 약을 받아 돌아가야 하는 겁니다. 아이를 이틀 동안 잘 관찰하라고요? 그랬다간 바로 직장에서 잘리겠죠. 하지만 자식이 아프고 열이 펄펄 나는데 고작 이틀을 옆에서 돌보지 못한다면, 도대체 우리는 왜 일을 하고 돈을 버는 걸까요? 결국 이 문제는 의료의 문제가 아니라 사회의 문제인 겁니다.

우리는 아직 그 정도 수준이 안 된다고요? 제발 그렇게 생각하지 맙시다. 우리는 이미 선진국입니다. 잘사는 나라입니다. 건강과 복지에 지금보다 훨씬 많은 돈을 쓸 수 있고, 써야 합니다. 정치인들에게 불필요한 곳에 자원을 낭비하지 말고 건강과 복지를 확충하라고 요구해야 합니다. 의료의 문제는 의료의 문제일 뿐 아니라 사회와 정치의 문제이기도 합니다. 아이를 건강하게 키우려면 내 아이만 바라볼 것이 아니라 세상에 관심을 가져야 합니다.

03

병원에서 항생제를 줄 때 어떻게 해야 할까요?

대략 상황을 알았으니 실전에 응용해봅시다. 엄마들과 얘기하며 흔히 듣는 말이 있습니다. 병원에만 가면 항생제를 처방해준다는 겁니다. 감기 초기에 집에서 지켜보다 열도 나고 기침도 점점 심해져 병원에 가면 약을 처방해주는 건 기본이고, 항생제까지 처방해준다는 겁니다. 의사에게 따지기도 어려운 노릇이라 일단 약을 받아와 먹이지 않거나, 항생제를 빼고 먹인다고도 합니다. 이런 말을 들으면 이런저런 사정을 아는 저로서는 당혹감을 느낍니다.

우선 의사들이 왜 그러는지 한번 봅시다. 우리는 일단 약을 안 주기가 어렵습니다. 첫째, 약을 안 줬다가 아이가 나빠지면 욕을 바가지로 먹습니다. "아픈 애를 기껏 데려갔더니 약도 안 줘서 나빠졌다"라는 거죠. 둘째, 약을 안 주면 진료비를 내지 않는 사람이 많습니다. 아무것도 해준 게 없는데 왜 돈을 내느냐는 거죠. 정말 아무것도 해준 게 없나요? 의사는 오래도록 공부한 지식을 근거로 약을 쓸 필요 없다는 '전문적 판단'을 내린 겁니다. 하지만 아직 우리는 이런 '무형의 가치'를 인정하는 데 인색합니다. 의사 입장에는 고작

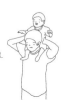

몇천 원을 가지고 실랑이하고 싶지 않습니다. 그렇다고 매번 돈을 안 받을 수도 없습니다. 그러니 그냥 해열제라도 처방해줍니다.

약은 그렇다 치고 항생제는요? 사실 항생제 내성의 심각성을 가장 잘 아는 사람들은 의사입니다. "감기에 항생제를 남용한다"고 하지만 환자가 의사를 찾아왔을 때 감기인지 아닌지 알 도리는 없습니다. 교과서에는 대부분의 호흡기 증상은 바이러스성이라고 나옵니다. 그러나 실제로는 바이러스성이라고 생각하고 버티고 버티다 결국 항생제를 쓰면 금방 좋아지는 경우도 많습니다. 써야 할 상황과 쓰지 않아도 될 상황이 칼로 자르듯 구분되지 않는다는 겁니다. 또한 앞에서 말했듯 의사가 항생제를 쓰지 않고 버티기엔 진료 환경이 너무 열악합니다. '빨리빨리'를 외치는 보호자들에게 차분히 기다려보자는 말은 절대 귀에 들어오지 않죠. 한두 번 병원에 가도 낫지 않으면 바로 다른 병원으로 가버리고요. 다른 병원에서 항생제를 처방해서 아이가 좋아졌다면, 항생제를 처방하지 않은 병원은 '돌팔이' 소리를 듣게 됩니다. 우리의 의료수가는 전 세계적으로도 낮은 축에 속하기 때문에 환자가 다른 병원으로 가버리거나, 심지어 돌팔이로 '찍혀' 환자가 줄면 치명적입니다.

◆ **의사와 부모가 한 방향을 바라봐야**

부모님들 입장에서 이렇게 해보면 어떨까요? 일단 우리나라에는 의사가 넘칩니다. 동네 병원에 간다면 진료 예약도 필요 없고, 수많은 병원 중에 한 곳을 골라서 갈 수 있습니다. 그러니 의사가 마음에 안 들면 욕하지 말고 다른 병원을 가세요. 주변에서 평판을 들어보고 친절하고 실력 있는 선생님을 찾는 겁니다. 그리고 처음 만났을 때 터놓고 얘기하세요. 약을 안 받아도 전문가의 의견을 듣는 데 기꺼이 비용을 지불할 용의가 있다, 가급적 항생제를 쓰지 않았으면 한다, 아기가 나빠지면 바로 다시 데려와 상의하겠다 등 그냥 부모 마음을 있는 대로 말하면 됩니다. 의사의 판단을 중시하며, 아이의 상태에 대한 책임을 분담하겠다는 의향을 알리세요. 이렇게 하면 서로 속을 모르는 상태에서 눈치 보고, 신경을 곤두세우고, 대립하는 구도에서 벗어나 의사와 보호자가 한 방향을 쳐다볼 수 있습니다. 의사 혼자서는 아무리 굳은 결심을 해도 흔들릴 수밖에 없지만, 보호자가 한편이 되어준다면 역량을 십분 발휘할 수 있습니다. 결국 의사도 보호자도 더 행복해집니다. 대부분 문제를 푸는 열쇠는 의사소통에 있습니다. 항생제 내성 또한 의료 소비자가 일정한 지식을 갖고, 책임을 분담하고, 적극적으로 의사소통을 한다면 의외로 쉽게 대처할 수 있습니다. 서로 믿음이 생기면 항생제를 처방받아도 안심하고 쓸 수 있을 겁니다. 꼭 필요해서 처방했다는 걸 이해하니까요. 항생제를 처방받으면 끝까지 먹어야 한다는 건 아시죠? 아기도 좀 좋아지는 것 같고, 계속 약 먹이기도 귀찮고 하니 열흘 먹일 걸 닷새만 먹이면 항생제 내성균이 생기기 쉽습니다. 병이 낫지 않는다는 소리가 아닙니다. 우리에게는 면역이 있기 때문에 병은 나을 수도 있습니다. 그러나 사회 전체적으로는 항생제 내성균이 늘어나고, 언젠가는 그 피해가 자신에게 돌아옵니다.

◆ **가축에 쓰는 항생제에도 관심을 가져주세요**

항생제 내성 문제에서 또 하나 빼놓을 수 없는 사실은 축산과 양식업에 쓰이는 항생제입니다. 제주에서 양식업 하는 분 앞집에 산 적이 있습니다. 그 댁은 세차할 때 양동이 대신 항생제통을 썼습니다. 페니실린 계열 항생제였습니다. 사람은 아플 때 밀리그램 단위로 쓰는 약을 가축은 매일, 킬로그램 단위로 사료에 섞어줍니다. 밀리그램은 1그램의 1,000분의 일이고, 킬로그램은 1그램의 1,000배입니다. 미국에서는 연간 사용되는 항생제의 80%가 가축용입니다. 우리는 정확한 통계가 없지만 가축 두당 미국이나 유럽의 서너 배를 쓴다고 합니다. 가축에게 항생제를 널 쓰면 사회 전체적으로 내성균이 감소한다는 사실은 연구를 통해 입증되었습니다.

가축에게 항생제를 쓰는 이유는 두 가지입니다. 첫째는 성장 촉진입니다. 일부 항생제를 가축에게 쓰면 쉽게 살이 찌기 때문에 1940~1950년대부터 이런 목적으로 써왔습니다. 둘째는 전염병 예방입니다. 공장형 축산에 따라 가축들이 밀집된 환경에서 살기 때문에 병에 잘 걸리고 허약합니다. 한번 병이 돌면 걷잡을 수 없습니다. 그러니까 병이 없어도 전염병을 예방하기 위해 항생제를 줍니다. 선진국에서는 수의사의 허가를 얻어야만 항생제를 쓸 수 있도록 하는 법안을 추진 중이지만, 축산업계와 제약업계의 반대로 여의치 않습니다. 항생제 내성은 부분적으로 인류의 고기 중독과 기업형 축산이 만들어낸 문제인 셈입니다.

의료의 주체는 국민, 의사, 정부입니다. 우리 의료는 철저히 정부주도적입니다. 의료인 면허도, 의료기관 개설도, 의료수가도 모두 정부에서 정합니다. 따라서 문제가 있다면 정부의 책임이 가장 큽니다. 항생제 문제에서 가장 분통이 터지는 것은 정부의 태도입니다. 문제가 복잡하고 중요하다는 것을 알면서도 사실상 아무런 노력을 하지 않는 것 같습니다. 저수가 체계로 꽁꽁 묶어두고 의료 접근성이 세계 제일이라는 치적을 내세우기 바쁘죠. 의료의 질은 갈수록 떨어져 의사와 환자가 서로 만족하지 못하고, 필수적인 의료는 점점 없어지는 대신, 미용이나 비만 등 돈 되는 의료만 성업 중입니다. 그 대가는 언젠가 모두 국민이 짊어지게 될 겁니다. 항생제 처방을 강력하게 규제하고 치료 지연을 어디까지 감수할 것인지 사회적 합의를 이끌어내는 것도 정부만이 할 수 있는 일입니다. 하지만 우리 정부는 이 중요한 역할에서 쏙 빠진 상태입니다. 실제로 환자에게 문제가 생기면 책임은 의사에게 넘어가고, 의료가 표류하면 의사와 환자만 고생합니다. 계획도 없고 리더십도 없으며 무능하고 무책임하기 짝이 없습니다. 분명한 것은 많은 사람이 문제를 알고, 개선을 요구해야 세상이 바뀐다는 점입니다.

우리는 '빨리빨리'와 적당주의에 젖어 여러 번 뼈아픈 경험을 했습니다. 매번 모든 것을 근본부터 검토하고 원칙을 바로 세워야 한다는 말은 무성하지만 그때뿐입니다. 항생제 내성 문제는 정말 중요합니다. 지금부터라도 지혜를 모으고 합의를 도출해서 강력하게 실천하지 않는다면 우리는 면도하다 베거나, 아이가 달리다 넘어져 무릎이 까지는 등 '사소한 일에 목숨을 걸어야 하는' 세상을 맞게 될지도 모릅니다.

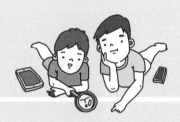

의심이라는 게 한번 생기면 거두기 어렵죠. 백신에 대한 공포는 백신이 처음 생긴 때부터 있었습니다. 하지만 지금처럼 가짜뉴스가 계속 확대, 재생산되면서 기승을 부린 때는 없었습니다. 이렇게 된 데는 몇 가지 이유가 있습니다.

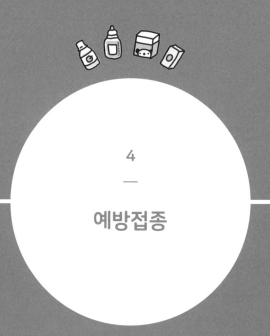

4
—

예방접종

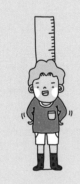

백신을 맞지 않으면

백신을 맞지 말라는 주장이 많습니다. 발단은 한 편의 논문이었습니다. 20년 전, 영국에서 앤드류 웨이크필드라는 의사가 MMR(홍역, 볼거리, 풍진) 접종이 자폐증을 일으킨다는 논문을 발표합니다. 엄청난 화제가 되었지만, 알고 보니 백신회사를 상대로 소송을 걸어 한 몫 잡으려는 변호사들과 짜고 논문을 조작한 것이었습니다. 결국 논문은 게재 취소되었고, 웨이크필드는 의사 면허까지 박탈당했지요. 하지만 어찌 된 셈인지 백신 반대론은 계속 확대되고 있습니다.

의심이라는 게 한번 생기면 거두기 어렵죠. 백신에 대한 공포는 백신이 처음 생긴 때부터 있었습니다. 하지만 지금처럼 가짜뉴스가 계속 확대, 재생산되면서 기승을 부린 때는 없었습니다. 이렇게 된 데는 몇 가지 이유가 있습니다. 우선 인터넷을 타고 정보가 그야말로 빛의 속도로 퍼집니다. 본디 의학적 진실은 파악하기 어렵습니다. 옛날에는 학계에서 수많은 논문을 통해 관찰-주장-검증-반론을 거쳐 원칙으로 확정된 지식만 의학 교과서에 올라갔습니다. 교과서 한 줄 한 줄이 알고 보면 무수한 사람들이 오랫동안 노력을 기울인 끝에 쓰인 것입니다. 하지만 지금은 지식이 형성되는 기나긴 과정이 실시간으로 모든 사람에게 중계됩니다. 문제는 일반 대중이 무엇이 옳은지, 어떤 한계가 있는지 모른 채 자기 구미에 맞는 정보만 받아들인다는 겁니다.

인터넷을 찾아보면 백신에 방부제, 독극물, 환경호르몬, 심지어 설탕이 들어 있다는 주장까지 난무합니다. 백신 설명서를 읽어보면 부작용이 너무 많아 도저히 맞을 수가 없다는 둥, 일본이나 북유럽에서는 자궁암 백신을 맞고 죽거나 불구가 된 사람이 많다는 둥 온갖 괴담이 돌아다닙니다. 대부분 과학적 사실과 맥락을 이해하지 못하고 하는 얘기입니다. 하지만 사람은 아는 범위 내에서만 세상을 바라봅니다. 모든 걸 음모론으로 보고 선동하기 좋아하는 사람들이 계속 백신의 문제점을 파헤치고 과장하기 시작했습니다. 거의 모든 논의가 결론을 정해놓고 이뤄집니다. 근거가 부족한데 정해진 결론을 내리려니 아는 것을 총동원하여 이리 뒤집고, 저리 비틀고, 안 되면 별 관련 없는 것까지 끌어들입니다. 자궁경부암 백신을 맞는 것이 좋다는 말을 다국적 거대자본이 신체에 대한 자기결정권을 침해하는 것으로 받아들이는 사람과는 정상적인 대화를 하기 어렵습니다.

◆ 백신, 과학적으로 판단하는 법

백신의 원리는 간단합니다. 어떤 병원체를 몸속에 넣어 주면 항체가 생깁니다(물론 병에 걸리지 않도록 병원체를 죽이거나 약화시켜서 사용합니다).

항체는 시간이 지나면 서서히 줄어들어 거의 없어지지만, 면역계에는 기억세포라는 게 있습니다. 병원체를 잘 기억해두었다가, 나중에 몸속에 들어오면 삽시간에 엄청난 양의 항체를 만들어 그것과 싸웁니다. 결국 병에 걸리지 않거나, 걸리더라도 가볍게 앓고 지나가는 거죠. 여기엔 무슨 음모 같은 게 없습니다. 과학적으로 밝혀진 사실을 이용해서 질병을 예방한 거죠. 사실 의학의 역사에서 백신만 한 업적을 찾기는 어렵습니다.

이제 화살은 제약회사와 정부, 의사들에게로 향합니다. 위험한 줄 알면서 팔아먹는다는 거죠. 반대하는 심정은 이해합니다. 나쁜 사람도 많고, 잘못하는 것도 많지요. 그런데 모든 사람이 나쁘고, 모든 행동이 잘못된 건 아닙니다. 우리는 흑백사고를 좋아합니다. 한 번 나쁜 놈으로 낙인찍으면, 죄다 거짓말만 하고 항상 나쁜 짓만 한다고 생각합니다. 그러나 이 세상에 흑백논리가 전적으로 적용되는 곳은 거의 없습니다. 물론, 제약회사는 정부와 시민들을 속여 터무니없는 폭리를 취하기도 하고, 수많은 사람이 죽든 말든 이윤이 남지 않으면 약을 안 만들기도 하고, 가난한 나라 사람들의 인권을 무시한 채 그들에게 임상시험을 하기도 합니다. 하지만, 한편으로는 과학의 발달을 촉진하고, 성공 가능성이 불투명한 연구에 엄청난 돈을 들여 꼭 필요한 신약을 만들어내기도 합니다. 정부도, 의사도 나쁘기만 한 것은 아니며, 나쁘다고 생각되는 일도 내막을 들여다보면 그렇게 된 사정이 복잡하게 얽혀 있습니다. 결국 우리는 선의와 협잡이 뒤섞인 세상에서 스스로의 행동을 결정해야 합니다. 헛

갈릴 수밖에 없지만 누군가에게 화를 낸다고 상황이 변하지는 않습니다. 과학적으로, 합리적으로 판단해야 합니다.

천연두는 실로 무서운 병이었습니다. 걸리면 열에 서넛은 죽었습니다. 요행히 살아남아도 보기 흉한 자국이 얼굴에 남아 평생 '곰보'라고 놀림받았죠. 하지만 이제 천연두란 병은 존재하지 않습니다. 백신 덕분입니다. 왜 백신을 맞으면 질병 자체가 없어질까요? 집단면역herd immunity 때문입니다. 한 사회에서 충분히 많은 사람이 백신을 맞아 면역을 갖추면 누군가 병에 걸리더라도 다른 사람에게 전염될 수 없습니다. 걸린 당사자만 앓고 끝날 뿐, 유행하지 않습니다. 이런 집단면역이 오랜 기간 유지되면 원인균 자체가 서식지를 잃고 결국 영원히 소멸됩니다. 한 집단을 안전하게 유지할 수 있는 집단면역 수준은 질병에 따라 다릅니다. 홍역이나 백일해는 92~95%, 볼거리나 풍진은 75~85% 정도입니다. 쉽게 말하면 95%의 어린이가 접종을 받으면 홍역 유행을 막을 수 있다는 얘기입니다. 거꾸로 많은 사람이 백신을 거부한다면 홍역이 돌게 됩니다. 실제로 백신 거부 운동이 맨 먼저 일어난 영국에서, 그리고 올해(2019년)는 미국에서 홍역이 크게 유행했습니다.

백신 반대자들은 백신을 맞느니 그 병을 앓으라고 합니다. 모르는 사람이 용감한 법이지요. DPT(디프테리아, 백일해, 파상풍) 백신을 생각해봅시다. 백일해에 걸리면 유아 200명 중 세 명이 사망합니다. 후유증을 겪은 사람은 그보다 훨씬 많습니다. 디프테리아는 더 무섭습니다. 사망률이 5%에 달합니다. 백신 사용 전인 1911년, 유럽을 휩쓴 유행 때는 100만 명의 환자가 발생하여 5만 명이 죽었습니다. 대부분 어린이였습니다. 파상풍의 사망률은 10%입니다. 걸리면 10명 중 한 명이 죽습니다. 이런 병을 피할 방법이 있는데 꼭 앓아야 할까요? DPT 백신의 사망률은 얼마일까요? 거의 0입니다. 세가지 병을 합쳐서 예방하는 데도 그렇습니다. 백신은 약입니다. 세상에 100% 안전한 약은 없습니다. 그 약을 썼을 때 이익과 손해를 따져서 도움이 되는 쪽을 선택하는 것입니다. 물론 보다 안전한 약을 만들라고 요구할 권리는 있습니다. 그렇다고 백신을 맞지 않아야 할까요?

이렇게 생각해봅시다. 사람들이 백신을 맞지 않아 질병이 유행한다면 누가 피해를 볼까요? 안타깝지만 바로 백신을 맞지 않은 아이들입니다. 백신에 반대하는 건 자유입니다. 그러나 자신의 자녀가 가장 먼저 피해를 보게 된다는 건 알아야 합니다. 부모님들의 현명한 판단을 바랍니다.

02

자궁경부암 백신을 맞아야 할까요?

자궁경부암 백신에 대해 유난히 걱정하는 분들이 많습니다. 전 세계적으로 매년 50만 명의 여성이 자궁경부암으로 진단받고, 27만 명 정도가 죽습니다. 우리나라에서는 매년 3,000명의 환자가 발생하여 900명 정도가 사망한다니 무서운 병은 틀림없습니다. 예방할수 있다면 너무나 좋을 텐데 왜 접종을 꺼릴까요? 인터넷을 통해 전달되는 부정확한 정보 때문입니다. 반대 의견을 간추려봅니다.

◆ **자궁경부암 백신에 대한 의문**

Q1. 암은 감염성 질환이 아닌데 무슨 백신이 있나요?

A. 암은 방사선, 화학물질, 만성염증, 유전 등 여러 가지 원인으로 인해 생깁니다. 바이러스가 일으키는 암도 있습니다. B형과 C형 간염 바이러스로 인한 간암, 엡스타인 바Epstein-Barr 바이러스로 인한 몇 가지 암, 인유두종 바이러스HPV가 일으키는 자궁경부암 등입니다. 이런 암은 바이러스 감염을 막으면 예방할 수 있습니다. 예를 들어 우리나라에는 아직도 B형 간염에 의한 간암

이 많습니다. B형 간염 백신을 맞으면 이런 간암을 예방할 수 있습니다.

Q2. 인유두종 바이러스 백신을 왜 자궁경부암 백신이라고 하나요? 상술 아닌가요?

A. B형과 C형 간염 바이러스가 간암을 일으킨다고 했습니다. 그런데 간암은 바이러스와 관련 없이 생기는 경우도 많습니다. 술을 많이 마셔서 간암이 생기기도 하고, 독성 물질 때문에 생기기도 합니다. 하지만 자궁경부암은 조금 다릅니다. 거의 100% 인유두종 바이러스 때문에 생깁니다. 그래서 인유두종 바이러스 백신을 자궁경부암 백신이라고 불러도 크게 잘못된 표현은 아닙니다.

Q3. 100% 예방되는 것도 아니라던데요?

A. 그렇습니다. 인유두종 바이러스는 150가지가 넘습니다. 너무 많아 번호로 부릅니다. 암을 일으키는 것은 13종 정도입니다. 16번과 18번이 특히 고약합니다. 자궁경부암의 70%가 16번과 18번 때문에 생깁니다. 자궁경부암 백신은 16번과 18번 바이러스를 막아주는 백신입니다. 그러니 자궁경부암의 70%를 예방한다고 해야겠지요. 암을 70% 예방해주는 백신이 있는데 100% 예방되는 백신이 나올 때까지 맞지 않고 기다려야 할까요?

Q4. 효과가 겨우 5년 간다는 얘기도 있던데요?

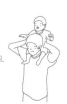

A. 조금 어려운 얘기지만 5년이라는 수치는 자연감염 시보다 항체가 높게 유지되는 기간을 말합니다. 앞으로 항체가 그보다 길게 유지되는지 조사한 연구가 계속 나올 겁니다. 백신을 맞으면 몸속에 기억세포가 생기기 때문에 항체치가 거의 0이 되더라도 보호 효과는 지속됩니다. 실제로 저개발국가에서는 백신을 맞고 1~3번의 자궁암검사만 시행하여 자궁경부암을 평생 예방하는 프로그램을 연구 중입니다.

의약품이 사용승인을 받으려면 효과가 있는지(유효성)와 안전한지(안전성)를 입증해야 합니다. 자궁경부암 백신의 항체 생성률은 100%입니다. 유효성은 입증된 셈입니다. 문제는 안전성입니다. 일본을 비롯하여 덴마크, 스페인 등지에서 안전성 논란이 계속되고 있습니다.

약을 사용한 후 뭔가 문제가 있으면 일단 약 때문이 아닌가 의심할 수 있습니다. 이걸 '관련성correlation'이 있다고 합니다. 관련성은 매우 폭넓은 개념입니다. 시간적 선후 관계만 확실하면, 즉 약을 쓰기 전에 생긴 증상만 아니면, 일단 관련성이 있다고 간주합니다. 예를 들어, 어떤 약을 먹은 환자가 다음 날 교통사고를 당해 사망해도 관련성이 있다고 봅니다. 그렇다고 약이 원인이란 뜻은 아닙니다. 약이 확실한 원인으로 밝혀지면 '인과성causality'이 있다고 합니다. 제약회사들이 나쁜 짓도 많이 하지만, 약을 만들고 승인받는 과정은 상상을 초월할 정도로 까다롭습니다. 지금까지 자궁경부암 백신의 부작용으로 알려진 것들은 관련성이 있을 뿐, 인과성이 입증된 경우는 거의 없습니다. 전 세계적으로 3억 회 정도 접종되었는데도 그렇습니다.

자궁경부암 백신의 부작용이 가장 많이 보고되고 논란이 된 곳은 일본입니다. 일본은 유난히 사이비 의학에 열광하는 나라입니다. 암에 걸려도 치료하지 말라느니, 고혈압에 소금이 오히려 약이 된다느니, 별 희한한 책이 다 나오고 베스트셀러가 됩니다. 사회적 스트레스가 많고, 권위에 대한 불신도 심하죠(어느 나라와 비슷하네요). 일본에서는 애초에 자궁경부암 백신을 학교에서 집단 접종했습니다. 심리적 요인이 의심되는 대목입니다. 유럽에서는 온갖 괴담 수준의 부작용이 보고되었습니다만 너무 희한한 증상이 많았지요. 아니나 다를까, 유럽의약청European Medicines Agency에서는 이익이 위험보다 훨씬 크다고 선언했습니다.

최근 오스트레일리아에서 앞으로 15년 후면 자궁경부암을 완전 퇴치할 수 있을 거라고 발표했습니다. 백신을 도입한 지 12년 만에 거둔 성과입니다. 호주에서는 소년들에게도 백신을 접종합니다. 부작용은 미미한 것으로 보고됩니다. 이 정도 되면 공연히 불안에 사로잡힐 것이 아니라, 의학이 거둔 또 하나의 빛나는 성공에 동승해도 괜찮을 것 같습니다. 그건 우리 인류의 성공이기도 하니까요.

03

독감, 무조건 피하고 봅시다

◆ 감기와 독감, 어떻게 다를까

의사 감기와 독감은 다른 병입니다.

환자 선생님. 저도 그 정돈 알아요. 그 얘기는 하도 많이 들어 물릴 지경이랍니다. 그런데요, 우리 쩸마는 감기 걸리지 말라고 독감 주사도 맞혔는데 왜 이렇게 감기에 자주 걸릴까요?

의사 음…(아신다면서요?).

아는 것도 많고 똑똑한 엄마들도 비슷한 질문을 합니다. 그럴 때마다 의학에 대한 일반인과 전문가 사이의 지식 격차를 해소하기가 어렵다는 점을 새삼 깨달으면서, 의학용어를 정할 때 더욱 신중해야 한다는 생각이 듭니다. 독감은 한자로 '毒感'이라고 씁니다. '독한 감기'란 뜻이죠. 이름이 감기라고 되어 있으니 감기의 일종이라는 생각을 떨쳐버리기 어렵습니다. 우리 인간은 언어의 지배를 받는 동물이거든요. 심지어 표준어대사전에도 '지독한 감기'라는 뜻풀이가 있습니다. 이름만 비슷하면 괜찮겠는데 사실 증상도 비슷합니다. 열이 나고, 목이 아프고, 콧물도 나지요. 그럴 때 감기인지 독감인지 어떻게 알 수 있을까요? 증상의 강도가 다릅니다. 감기는 미열, 콧물, 재채기가 나면서 목이 아픈 증상이 며칠 지속되다가 사라집니다. 반면 독감에 걸리면 느닷없이 고열이 치솟고 오한이 나며, 온몸이 쑤시고, 피로감이 심해 일어나지 못할 정도입니다. 구토를 할 정도로 두통도 심하고, 안구통이 심해 눈이 튀어나오는 것 같다는 사람도 있습니다. 감기보다 증상도 오래갑니다. 심한 증상만 일주일 정도 가고, 피로감은 몇 주씩 지속되기도 합니다. 합병증도 훨씬 심합니다. 감기가 모기에 물린 것이라면, 독감은 뱀에 물린 것 정도 됩니다. 모기에 물려도 붓고, 가렵고, 물집도 생기고 때로는 아프기도 하고, 눈물이 날 정도로 괴롭지요. 하지만 뱀에 물렸을 때 붓고 아프고 괴로운 것과는 근본적으로 다르잖아요.

◆ 독감에 걸리면 어떻게 해야 할까요

독감은 바이러스 질환입니다. 항생제를 써도 듣지 않고, 특별히 빨리 낫는 방법이 없습니다. 우리 몸이 스스로 싸워 이겨야 합니다. 그러니 몸을 도와줘야죠. 무엇보다 충분히 쉬어야 합니다. 몸이 아파도 불굴의 의지로 학교에 가는 걸 미덕으로 알았던 때가 있었습니다. 이제 이런 생각은 많이 없어진 것 같습니다. 그런데 아직도 직장인들은 눈치가 보인다고 합니다. 물론 어디든 인력이 남아도는 곳은 없습니다. 하지만 아픈 사람이 직장에 나왔다가 다른 사람에게 독감을 옮기면 결국 전체적으로 더 손해입니다. 아플 때는 개인적으로든 사회적으로든, 쉬는 게 답입니다.

독감에 걸리면 입맛이 뚝 떨어집니다. 조금이라도 먹을 수 있다면 먹으면 좋습니다. 그래야 힘이 나서 바이러스와 싸우지요. 하지만 아이가 너무 입맛이 없어 하면 억지로 먹이지 마세요. 먹고 토하면 안 먹는 것보다 더 손해입니다. 하루 이틀 정도는 안 먹어도 큰일 나지 않습니다. 단, 물은 충분히 마셔야 합니다. 고열이 나고, 먹지도 못하는데 물도 안 마시면 탈수가 될 수 있으니 빨리 병원에 가세요. 탈수는 무서운 병입니다. 열이 많이 나고 온몸이 아프다고 하면 해열제를 주세요. 해열제를 먹지 않아야 더 빨리 낫는다거나, 면역을 키울 수 있다는 말을 믿고 힘들어하는 아이를 그냥 두는 것은 어리석은 짓입니다. 해열제는 보통 타이레놀이나 부루펜을 씁니다. 12세 미만 어린이에게 아스피린을 주어서는 안 됩니다.

증상이 아주 심하거나, 독감에 걸리면 매우 위험한 사람은 항바이러스제를 씁니다. 타미플루가 가장 유명하지요. 2세 미만 어린이나 65세 이상 고령자, 천식, 당뇨, 심장질환, 신장질환, 혈액질환, 면역기능에 이상이 있는 경우, 암 생존자 등은 독감이 의심되면 바로 의사를 만나야 합니다. 항바이러스제는 증상이 생긴 후 2일 이내에 써야 하므로 빨리 병원을 찾는 것이 중요합니다.

젊고 건강한 사람은 3~5일이면 낫지만, 노약자나 어린이는 2주 넘게 앓기도 합니다. 이렇게 오래 끌면 체력 소모가 심하고 면역기능이 떨어져 합병증이 잘 생깁니다. 특히 세균성 폐렴이 문제입니다. WHO는 매년 25만~50만 명이 독감으로 사망한다고 추정합니다. 독감 자체 때문이 아니라 합병증, 그중에서도 주로 폐렴으로 죽습니다. 대부분 노약자와 어린이입니다. 가난한 나라일수록 사망률이 높지만, 항생제 내성균이 점점 많아지고 있으므로 안심해서는 안 됩니다. 독감을 앓는 중에, 또는 앓고 나서 기침이 심해지고 열이 난다면 병원을 찾아야 합니다.

◆ 백신은 대부분 효과를 발휘합니다

감기가 모기에 물린 것이라면 독감은 뱀에 물린 것과 비슷하다고 했지요? 그러니 아예 안 걸리면 제일 좋을 것은 당연합니다. 감기는 특별한 예방법이 없지만 다행히 독감은 예방접종을 하면 피할 수 있고, 걸리더라도 가볍게 지나갑니다. 따라서 노약자나 어린이는 반드시 독감 예방접종을 하는 것이 좋습니다. 건강한 성인도 독감에 걸리면 매우 고생스럽고 사회생활에도 무리가 가므로 접종을 권장합니다.

독감 예방접종을 해도 별 소용없다며 안 맞으려는 사람이 있습니다. 독감과 감기를 구분하지 못해서 하는 얘깁니다. 독감 예방접종을 해도 감기는 걸립니다. 하지만 감기는 심각하지 않지요. 물론 접종하더라도 독감에 걸릴 수 있습니다. 독감은 해마다 유행하는 균주가 다릅니다. 따라서 몇 차례만 맞으면 평생, 또는 장기간 면역이 유지되는 다른 백신과 달리 매년 맞습니다. 봄이 되면 WHO에 많은 과학자가 모여 겨울에 어떤 독감 균주가 유행할지 열심히 예측하지만 미래를 정확히 알 수는 없지요. 때로는 예측이 빗나가 독감 백신의 효과가 신통치 않은 경우도 있습니다. 그래도 백신은 대부분 효과를 발휘합니다. 어쨌든 뱀이 우글거리는 풀밭에 종아리를 걷고 들어갈 필요는 없습니다. 피할 수 있다면 무조건 피하고 봐야죠.

제일 우려되는 건 무슨 주의主義에 사로잡혀 백신을 기피하는 겁니다. 이렇게 생각해봅시다. 아이들이 무심코 던진 돌에 개구리가 맞으면 죽잖아요. 건강한 사람은 독감에 걸려도 대부분 며칠 앓으면 되죠. 하지만 특별한 질병이 있는 사람에게 독감은 치명적일 수도 있습니다. 의학이 발달하면서 소아청소년 암의 생존율이 80%에 육박합니다. 학교마다 암 치료를 마치고 복귀한 아이들이 한두 명은 있습니다. 우리 학교엔 없다고요? 아니에요. 그 아이들은 차별 받을까 봐 치료 사실을 숨기는 경우가 많습니다. 소아 당뇨를 앓는 아이들도 많고, 천식은 너무나 흔합니다. 독감이 유행하면 이런 친구들과 가족들은 얼마나 마음을 졸이는지 모릅니다. 많은 사람이 예방접종을 받으면 유행을 막거나 최소화할 수 있습니다. 그러니 예방접종을 하는 건 내 몸뿐만 아니라 친구와 이웃, 특히 건강 약자를 지키는 일도 되는 겁니다. 아차 하는 순간 겨울이 다 지나갔다고요? 아직 늦지 않았습니다. 독감은 봄까지 유행합니다. 백신을 맞지 않았다면 늦겨울에라도 온 가족이 맞기 바랍니다.

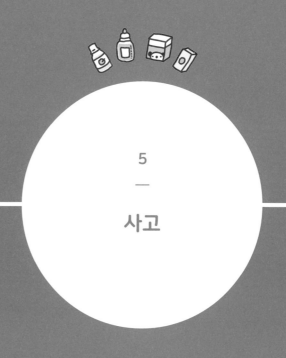

5
—
사고

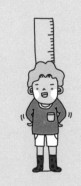

모든 부모의 악몽
사고를 막으려면...

따스한 봄 햇살에 그녀는 설핏 잠이 듭니다. 꿈속에 허연 수염을 기른 노인이 긴 지팡이를 들고 나타납니다. 옛이야기의 고정 캐릭터인 산신령이죠. "장차 나라를 구할 아기가 위험에 처했거늘 너는 어찌 쿨쿨 잠만 자느냐!" 호통을 치고는 옆구리를 지팡이로 사정없이 때립니다. 깜짝 놀라 깨어나 보니 그새 아기는 엉금엉금 기어 우물가에 가 있습니다. 그녀는 정신없이 달려가 아기를 안아 들고 두근거리는 가슴을 쓸어내립니다. 꿈에서 얻어맞은 옆구리가 아직도 얼얼합니다.

이 이야기의 주인공을 저는 오성 이항복으로 알고 있는데, 누구는 율곡이라고 하고, 누구는 퇴계라고도 합니다. 재미있는 것은 세계 어느 나라에 가도 비슷한 이야기가 있다는 점입니다. 소중한 아이가 부모의 부주의로 사고를 당하면 어쩌나 하는 불안감이 인류의 무의식 속에 깊이 자리 잡고 있다는 증거입니다.

사실 아이를 키울 때 사고만큼 무서운 것은 없습니다. 아무리 큰 병에 걸려도 대처할 시간이 있지만 사고는 눈 깜짝할 새에 상황 끝입니다. 자신이 부주의한 탓에 피할 수 있는 일을 당했다는 생각에 부모의 마음에도 적잖은 상처를 남깁니다. 그런데 우리는 해열제를 먹어야 할지, 백신을 맞아야 할지, 심지어 젖병은 어느 회사 제품을 살지에는 신경을 쓰면서 정작 사고 방지에 대해서는 둔감합니다. 어쩔 수 없는 경우도 있지만 대부분의 사고는 막을 수 있습니다. 안전한 집 안 환경을 만드는 것 정도는 몇 시간만 시간을 내면 충분히 가능합니다. 모든 일이 그렇지만 육아야말로 기본이 중요합니다. '침대 밖은 위험해'라는 말도 있지만 누구나 집에 들어오면 긴장이 풀리지요. 그래서인지 아이들의 사고는 대부분 집에서 일어납니다. 심지어 침대도 위험할 수 있습니다. 우선 집 안 환경이 안전한지부터 차근차근 따져봅시다.

◆ 안전한 집 안 환경 만들기

- 유아는 바로 누운 자세로 재워야 합니다. 한때 엎드린 자세로 재우라고 권한 적도 있었지만, 엎드린 채 재우면 영아 돌연사의 위험이 높아집니다.
- 부모가 너무 깊게 잠드는 경향이 있다면 아기와 같은 침대에서 자는 것이 위험할 수 있습니다. 특히 술을 마셨거나, 졸리는 약을 복용한 경우 한방에서 자더라도 반드시 아기 잠자리를 따로 마련해야 합니다.
- 침대에서 잔다면 아기가 떨어질 수 있습니다. 안전가드가 있는 유아용 침대를 사용하면 좋고, 여의치 않다면 떨어질 수 있는 위

치에 어른이 자거나 침대 주변에 푹신한 것을 깔아두세요.

- 침대와 헤드보드 또는 침대와 벽 사이에 아기 머리가 낄 수 있습니다. 매트리스와 헤드보드, 안전가드, 벽 사이 간격은 6cm 이하여야 합니다. 6cm는 정말 얼마 안 되는 거리입니다. 당장 확인해 보세요.

- 침대나 소파 등 아기가 눕는 공간에는 부드럽고 푹신한 베개나 이불 등 아기의 코와 입을 막을 수 있는 물건을 놓아두어서는 안 됩니다.

- 방바닥을 잘 정리해야 합니다. 밤중에 아기를 안고 움직이는 경우 걸려 넘어질 수 있는 물건들은 미리 치웁니다(낮에도 마찬가지입니다). 특히 장난감이 널려 있으면 위험합니다. 아기를 보는 엄마는 항상 피곤합니다. 아기와 놀다가 장난감을 미처 치우지 못하고 자러 갈 수 있습니다. 바닥에 러그나 카펫을 까는 경우 테이프로 모서리를 단단히 고정시켜둡니다. 물론 아예 치우면 더 좋겠지요.

- 위험한 물질이 들어 있는 곳에는 반드시 안전잠금 장치를 설치하세요. 아기들은 부엌과 화장실에 있는 청소나 세탁용 세제, 또는 더 나쁜 것을 먹을 수 있습니다. 물회를 즐기는 지방에 가면 집 안에 빙초산이 있습니다. 이걸 물회에 조금 넣으면 식초로는 낼 수 없는 알싸한 맛이 일품입니다. 물론 부모들이 조심합니다. 그래도 병원에는 어김없이 빙초산을 먹은 아이들이 찾아옵니다. 아기가 어느 정도 클 때까지는 식초로 만족하거나, 빙초산 병에

안전마개를 의무화하는 등 행정적인 조치가 있어야 합니다.

- 약은 독(毒)입니다. 특히 어린이용 시럽은 달콤하고 색깔도 예뻐서 아이들이 병째 마시는 일이 많습니다. 반드시 안전마개가 된 것을 구입하고, 마개를 잘 닫은 후 아이 손이 닿지 않는 곳에 두어야 합니다. 냉장고 안에 두지 마세요. 그 무거운 문을 어찌 열까 싶지만, 아이들은 열 수 있습니다.

- 성인 약(혈압약, 당뇨약 등)을 어린이가 먹으면 생명이 위험할 수도 있습니다. 담배를 씹어 먹고 온 아이들도 있습니다. 역시 생명이 위험할 수 있습니다. 재미 삼아 술을 조금씩 먹이는 부모도 있지요. 어린이는 작은 어른이 아닙니다. 어린이의 신체는 술에 대한 반응이 어른과 다릅니다. 소량의 알코올로도 아이의 생명이 위험할 수 있습니다.

- 아기가 실수로 방에 갇히지 않도록 방문잠금을 확인하세요. 열쇠공이나 119에 연락해서 구출하는 경우도 있습니다. 휴지 등을 뭉쳐 걸쇠가 걸리는 홈에 채워놓으면 문이 잠기지 않습니다. 더 심각한 것은 자동차입니다. 더운 여름에 금방 돌아온다고 아기를 차 안에 두고 자리를 뜨면 매우 위험합니다. 아기는 항상 부모 곁에 있어야 합니다. 어느 정도 큰 아이라면 클랙슨을 울려 구조를 요청하는 방법을 가르치세요.

- 욕실 등 바닥이 미끄러운 곳에 아기가 들어가지 않도록 합니다. 화장실 변기커버는 반드시 덮어두세요. 걸쇠로 잠가두면 더 좋습니다. 아기들은 화장실을 좋아합니다. 변기 물을 마시는 경우

도 많습니다.

- 유아의 익사 사고는 대부분 집에서 일어납니다. 욕실에 욕조가 있다면 언제나 물에 빠질 수 있습니다. 걸어 다니기 시작하면 더욱 위험합니다. 욕조는 물론 양동이나 대야 등에 절대로 물을 받아두지 마세요. 유아는 5cm 미만의 물에도 빠질 수 있습니다. 아주 잠깐이라도 욕조 안에 아기 혼자 두어서는 안 됩니다.
- 아기에게 음식을 먹이는 탁자 위에 그림을 낮게 걸어두지 마세요. 아기들이 잡아당기기 일쑤입니다.

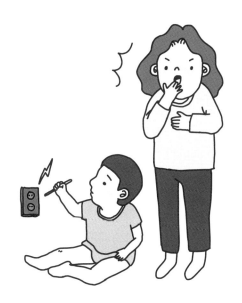

- 전기제품도 조심해야 합니다. 전기 코드는 모두 치우고 콘센트는 안전마개(슈퍼나 유아용품점에서 팝니다)로 모두 막아두세요. 젓가락으로 콘센트를 찔러보다 감전되는 경우가 있습니다.
- 창문 커튼이나 블라인드 줄은 아기 손이 닿지 않게 위로 묶어두세요. 목에 감겨 질식하는 경우가 있습니다. 침대나 소파, 의자 등에 올라섰을 때도 손이 닿지 않아야 합니다.
- 요즘 계단이 있는 집이 늘고 있습니다. 계단 맨 위와 맨 아래에 문을 설치해야 합니다.
- 애완동물은 아기들의 좋은 친구입니다. 건강에도 좋다고 하죠. 하지만 어떤 애완동물이든 야성野性이 남아 있다는 사실을 잊어서는 안 됩니다. "개 속에 늑대 있다"고 하지 않습니까? 절대로 부모가 없는 상태에서 아기를 개나 고양이와 단둘이 두어서는 안 됩니다. 우리 개는 괜찮다는 생각이 사고를 부릅니다. 또한 고양이를 키운다면 톡소포자충에 감염될 수 있으므로 아기는 물론 성인도 고양이 배설물에 접촉하지 않도록 신경을 써야 합니다.
- 누군가 방문했을 때는 두 배로 더 안전에 신경 쓰세요. 손님과 대화하는 동안 아기는 쉽게 손님의 가방에 접근합니다. 가방에 피임약이나 혈압약을 넣어 가지고 다니는 사람들이 많습니다.
- 유아용 의자나 캐리어 또는 유아용 카시트를 아기가 앉아 있는 상태로 높은 곳에 두지 마세요. 또한 유아용 의자, 유모차, 유아용 그네 등에 앉힐 때는 반드시 안전띠를 매어줍니다.
- 바퀴 달린 보행기를 사용하지 마세요. 한때 보행기를 태우면 아

기의 걸음 연습에 좋다고 생각한 적이 있었습니다. 그러나 연구 결과 오히려 운동능력 발달에 나쁜 영향을 미친다고 합니다. 더 큰 문제는 보행기를 이용한 아이의 약 절반 정도가 턱진 곳에서 넘어지거나 보행기에서 떨어지는 사고를 당한다는 점입니다. 보행기 때문에 다치는 아이들 10명 중 한 명에게서 두개골 골절이 발생합니다. 현재 미국, 캐나다에서는 보행기를 아예 판매하지 않습니다.

02

어린이 사고
멀티태스킹을 하지 마세요!

이번에는 눈을 집 밖으로 돌려보지요. 집 안에서도 마찬가지입니다만 대원칙은 이겁니다. '멀티태스킹multi-tasking을 하지 말라!' 인류 역사상 위대한 스승들은 모두 '한 번에 한 가지 일만 하는 것'이 행복의 비결이라고 했습니다. 마음이 지금, 이곳에 머물러야 한다는 뜻입니다. 면벽수도든, 단식고행이든, 요가나 명상이든 다 마찬가지입니다. 내 마음은 내 것이니 내게 머물러야 합니다. 아이를 키운다는 건 마음의 절반을 아이에게 잠시 떼어 주는 겁니다.

왜 갑자기 철학적인 얘기를? 휴대폰과 테이크아웃 커피 때문입니다. 아기를 기저귀 교환대에 올려놓고 메시지를 확인하거나, 아이 손을 잡고 걸으며 휴대폰을 들여다보거나, 한 손에 뜨거운 커피를 들고 복잡한 곳에 다니면 위험합니다. 전화나 메시지는 바로 답하지 않아도 됩니다. 뜨거운 커피는 한 손을 묶어놓는 것과 다를 바 없습니다. 부모나 아이가 화상을 입을 수도 있지요. 다 마시고 움직이세요. 그래야 커피 맛도 제대로 느낄 수 있습니다. 무엇보다 아이가 위험해집니다.

◆ **아이를 키운다는 건 마음의 절반을 떼어주는 것**

우리는 항상 바쁩니다. 몇 가지 일을 한꺼번에 하죠. 인간은 그렇게 만들어진 동물이 아닙니다. 많은 일을 한꺼번에 하면 반드시 빈틈이 생깁니다. 그 틈으로 사고가 스며듭니다. 아래 예로 든 것들은 그렇지 않아도 위험하지만, 휴대폰과 커피에 정신이 팔리면 두 배, 세 배 위험합니다.

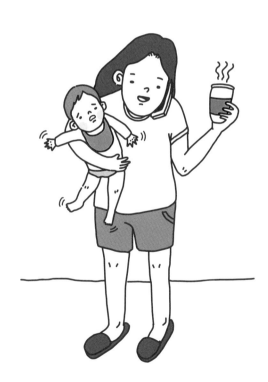

- 아기를 안고 있을 때는 넘어지거나 미끄러지지 않도록 주의하세요. 걸을 때는 발에 걸릴 수 있는 장애물이 없는지 잘 살피고, 계단을 오르내릴 때는 항상 난간을 붙잡아야 합니다.
- 커피나 뜨거운 차를 마실 때는 먼저 아기를 안전한 곳에 두고 마셔야 합니다. 갑자기 움직여도 무슨 일이 없을지 예상해보세요.
- 기저귀 교환대나 소파 등 떨어질 수 있는 곳에 아기를 둔 채 자리를 비우면 절대 안 됩니다. 뒤집기를 빨리 시작하는 아기들도 많습니다. 다른 일을 하더라도 적어도 한 손은 반드시 아기 몸 위에 가볍게 얹고 있어야 합니다.
- 음식점에서 제공하는 유아용 의자에 앉은 채 굴러떨어질 수 있습니다. 활발한 아이, 또는 배가 아프거나 화가 난 아기들은 등을 활처럼 뒤로 굽히다 의자와 함께 넘어지기 쉽습니다. 아기가 보채면 의자에 앉혀두지 말고 안아주세요.
- 유아용 의자, 유모차, 유아용 그네, 어린이용 카시트에 앉힐 때는 반드시 안전띠를 매줍니다.
- 어린이용 카시트는 법적 의무사항인데 지키지 않는 경우가 많죠. 선진국에서는 카시트 없이 어린이를 차에 태운다는 것은 상상도 못합니다. 워낙 법과 제도와 실천이 미비한 사회에서 내 아이는 내가 지킬 수밖에 없습니다. 최대한 아이를 보호하려면 만 12세, 키 145cm, 몸무게 35kg이 될 때까지는 어린이용 카시트를 사용하는 것이 안전합니다.
- 돌이 되지 않았거나 몸무게가 10kg이 안 되는 경우 유아용 카시

트는 반드시 아기가 뒤를 보고 앉도록 장착해야 합니다. 아주 짧은 거리를 이동하더라도 반드시 안전띠를 매주세요.

- 카시트를 착용하지 않아도 되는 아이라면 시내 주행 시 뒷자리에 앉더라도 반드시 안전띠를 매주세요.

- 문, 특히 자동차 문을 닫을 때 한 박자 늦추세요. 아이 손이 끼지 않는지 살펴보아야 합니다. 자동차 문은 세게 닫는 경우가 많아 손가락이 부러지는 사고가 일어나기 쉽습니다.

- 자전거나 인라인스케이트 등을 탈 때는 반드시 헬멧을 씌우세요. 왜 법으로 단속하지 않는지 이해할 수 없습니다. 단속을 하든, 하지 않든 꼭 헬멧을 쓰게 하세요.

- 목욕물, 뜨거운 음료, 난방기구나 다리미, 성냥, 라이터, 담뱃불 등 화상의 원인은 어디나 있습니다. 설마 아이가 저걸 만지랴 하는 생각이 사고를 부릅니다. 화상을 입었다면 바로 찬물로 씻어 내거나 찬 것을 대주세요. 요즘 따뜻한, 심지어 뜨거운 물로 씻기라는 어처구니없는 이야기가 돌아다닙니다. 뜨거운 것이 닿으면 열원이 제거된 후에도 한동안 조직손상이 진행됩니다. 빨리 찬물에 5분 이상 담그거나 씻어내세요.

- 아기가 뭐든지 입에 넣는 나이가 되면 질식의 위험을 생각해야 합니다. 하임리히Heimlich법은 이물질로 기도가 폐쇄되었을 때의 응급처치법으로, 수많은 사람의 생명을 구했습니다. 한 살 미만의 유아와 그 이상의 어린이(및 성인)에서 각각 다른 방법으로 시행합니다. 다음 장에서 자세히 설명했으니 꼭 알아두세요!

- 질식되지 않고 뭔가를 삼켰다면 일단은 안심입니다. 혼자 판단하지 말고 의사에게 보이면 좋습니다. 특히 장난감 부품 등 모서리가 뾰족한 물건이나 작고 동그란 건전지 등 소화관 내에서 독성 물질을 방출할 수 있는 물건은 내시경으로 제거해야 합니다. 동전 등 동그란 물체도 식도에 걸려 내려가지 않는 경우에는 위험할 수 있습니다. 일단 위로 넘어갔다면 며칠간 변을 잘 살펴 배출되는지 확인하는 것이 좋습니다.
- 마지막으로 심폐소생술을 배워두세요. 인터넷을 찾아보면 다양한 교육 일정이 있습니다. 주말에 하루만 투자하면 아이뿐만 아니라 평생 타인의 생명을 구할 수 있는 귀중한 기술을 습득할 수 있습니다.

03

내 손으로 아이의 생명을 구할 수 있습니다

2017년 여름, 두 살배기 어린이가 구슬 모양의 장난감을 입에 넣었다 기도가 막혀 사망한 사건이 있었습니다. 잘잘못을 따지느라 시끄러웠습니다. 119의 연락을 받은 지역 병원에서 적절한 인력과 장비가 없어 더 큰 병원을 권유한 것이 진료 거부가 아니냐는 거였죠. 더 큰 병원을 찾아가는 데 한 시간이 걸렸고, 그 사이에 아이는 뇌사 상태에 빠지고 말았습니다. 의사 입장에서는 섣부른 말을 보태기보다 질문을 해보고 싶습니다. "이런 일이 생기지 않으려면 어떻게 해야 할까?" 이건 사회적인 거고요. "당장 눈앞에서 아이가 목에 뭔가 걸려 질식한다면 어떻게 해야 할까?" 이건 개인적인 질문이겠습니다.

11km 떨어진 큰 병원까지 가는 데 왜 한 시간이나 걸렸을까요? 뉴스나 인터넷에서 화제가 된 영상이 있지요. 꽉 막힌 도로에서 구급차가 사이렌을 울리고 내달리니 '모세의 기적처럼' 차들이 좌우로 갈라져 길을 내주는 장면입니다. 서양에서는 하루에도 몇 번씩 이런 모습을 봅니다. 2017년부턴가 우리나라에서도 응급차량에게 길을 내주는 것이 법제화된 걸로 압니다. 하지만 좋은 제도를 만들

어도 잘 지키지 않으면 무용지물입니다. 서양에서는 길을 비켜주지 않는 차량이 있으면 구급차가 직접 신고합니다. 운전하고 응급조치 하느라 바쁜데 언제 그런 일까지 하느냐고요? 기술을 활용하면 됩니다. 블랙박스나 자동카메라를 장착하고 운전대에 붙은 버튼을 누르면 사진이 찍히도록 하는 겁니다. 아예 자동으로 전송과 신고까지 되도록 할 수도 있습니다. 생명이 위험한 상황에서 분초를 다투어 병원에 도착해야 하는 일은 누구나 겪을 수 있습니다. 한 번쯤 전국적으로 응급차량이 적절한 시간 내에 목적지에 도착할 수 있는지 점검해보면 좋겠습니다.

두 번째 질문을 보지요. 당장 눈앞에서 아이나 가족이 목에 뭔가 걸려 질식한다면 어떻게 해야 할까요? 잘 놀던 아이가, 또는 떡을 맛있게 잡수시던 어르신이 갑자기 말을 못 하고, 기침은 물론 숨도 못 쉬고, 얼굴이 파랗게 질린다면 어떻게 하지요? 기도폐쇄라는 건 누구나 짐작할 수 있을 겁니다. 어른인 경우 말을 할 수 없기 때문에 주위 사람들에게 알리기 위해 자신의 목을 가리키거나 감싸 쥐며 급박한 표정을 짓는 경우가 많습니다. 물론 빨리 119에 연락해야지요. 하지만 구급차가 아무리 빨리 와도 5분은 걸리잖아요. 기도가 완전히 막혀 산소 공급이 끊기면 3분이면 의식을 잃고, 5분이면 뇌세포가 죽기 시작해 뇌사 가능성이 커집니다. 구급차를 기다리는 시간이 너무 긴 겁니다. 이럴 때 쓰는 응급처치법이 있습니다. 개발한 의사 선생님의 이름을 따서 하임리히법이라고 합니다. 물에 빠졌을 때 수영을 할 줄 알면 살고, 모르면 죽는 것처럼 하임리히법을 알아두면 소중한 생명을 구할 수 있습니다. 수영을 배우는 것보다 훨씬 쉽습니다.

우선 하임리히법은 나이가 한 살 미만인 유아와 그 이상인 어린이와 성인에서 각기 다른 방법으로 시행합니다. 하지만 원리는 같습니다. 기도 입구를 뭔가가 막고 있으므로, 기도에 있는 공기가 갑자기 밖으로 나오게 하여 물체를 밀어내는 겁니다. 한 살이 넘은 어린이와 성인에게는 다음과 같이 "복부 밀어 올리기" 방법을 씁니다(https://goo.gl/1pLQcK).

◆ 꼭 알아두어야 할 하임리히법

① 우선 침착해야 합니다. 호랑이에게 물려가도 정신만 차리면 삽니다.

② 질식한 사람에게 구조법을 알고 있으며 지금부터 시작할 테니 걱정하지 말라고 얘기합니다. 안심을 시키자는 뜻도 있지만 환자의 협조가 중요하기 때문입니다.

③ 환자 뒤로 가서 섭니다. 두 다리를 적당히 벌리고 안정된 자세로 서야 합니다. 당황하여 대충하다가 넘어지거나 비틀거리면 제대로 응급처치가 되지 않습니다.

④ 한쪽 손으로 주먹을 쥔 다음 엄지손가락 쪽이 복부 중앙, 즉 환자의 배꼽 위와 오목가슴 사이에 놓이도록 합니다. 어느 쪽 손이든 상관없습니다. 이 부분은 숨 쉴 때 가장 중요한 근육인 횡격막 바로 밑에 해당합니다.

⑤ 다른 손으로 주먹 쥔 손을 감싸 쥐고 환자의 복부를 등쪽으로 강하게 밀어 올립니다. 빠르고 강하게 다섯 번 반복합니다. 방향은 환자의 등 쪽, 위쪽입니다. 환자를 땅에서 들어 올린다는 기분으로 하면 좋습니다.

⑥ 이물질이 튀어나왔는지 입속을 확인합니다.

⑦ 이물질이 나오지 않으면 이 과정을 한 번 더 반복합니다. 나오는 경우가 훨씬 많습니다. 확신을 갖고 침착하게 반복하세요.

⑧ 그래도 나오지 않으면 유아들에게 하는 것처럼 등을 두드려주는 방법을 써봅니다. 아래를 보세요.

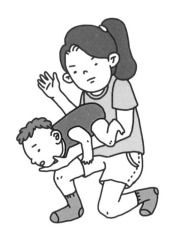

한 살 미만인 유아의 하임리히법

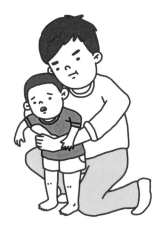

어린이와 성인의 하임리히법

한 살 미만인 유아는 어떻게 할까요? 이때는 아기 뒤에 서기도 어렵고, 양팔로 감싸 뒤로 당기기도 어렵습니다. 억지로 그렇게 하려다 오히려 흉부나 복부에 심한 손상을 입기 쉽습니다. 이때는 이렇게 하세요(https://goo.gl/GRKB25).

① 우선 아기의 얼굴을 아래로 한 자세로 눕힙니다. 얼굴 아래 이불이나 담요 등이 있으면 숨이 막힐 수 있으므로 치우고, 얼굴을 약간 옆으로 돌려주는 것이 좋습니다. 몸집이 작은 아기는 얼굴을 아래로 하여 부모의 허벅지나 팔 위에 놓고 머리 쪽이 약간 아래로 가도록 기울입니다. 다리를 잡고 거꾸로 들어서는 안 됩니다.
② 손바닥 아랫부분(손목 바로 위)으로 아기의 견갑골(어깨뼈) 사이를 빠르고 강하게 다섯 번 두드려 줍니다. 당황한 나머지 너무 세게 때리면 다칠 수 있습니다. 그렇다고 아기가 다칠까 봐 너무 약하게 때리면 효과가 없습니다. 적당히 세게 쳐주어야 합니다.
③ 이물질이 튀어나왔는지 확인합니다.
④ 나오지 않으면 바로 눕힌 후 가슴 압박법을 써봅니다. 손가락을 한데 모아 흉골(가슴뼈) 아래 3분의 1 부위를 빠르고 강하게 다섯 번 누릅니다. 역시 적당히 힘을 가해야 합니다.

질식 시 응급조치법을 개발한 하임리히 박사는 2016년 96세를 일기로 세상을 떠났지만, 그가 개발한 방법은 매년 수천 명의 목숨을 구해냅니다. 복부 밀어 올리기, 가슴 압박법, 등 두드리기 중 어떤 방법이 효과적인지는 논란이 있고, 국가에 따라 어떤 방법을 우선 시행할 것인지 원칙도 조금씩 다릅니다. 하지만 어떤 방법이든 배워두면 귀중한 생명을 살릴 수 있다는 사실은 변함이 없습니다. 구급차를 기다리고, 교통이 막히는 와중에 발만 동동 구르는 것보다는 훨씬 낫습니다.

우리는 안전이 미비하다고 국가와 사회를 탓하곤 합니다. 물론 정당한 의견입니다. 하지만 자신이 능동적으로 참여하는 길도 있다는 생각은 잘 하지 않습니다. 하임리히법과 심폐소생술, 그리고 지하철역이나 공공장소에 갖추어진 제세동기AED의 사용법 정도는 모든 사람이 알아두면 좋겠습니다. 정식 교육 프로그램을 마련하여 학교나 직장에서 가르치면 어떨까 생각해봅니다. 아기를 키울 때는 사고가 가장 무섭습니다. 아무리 중한 병도 대처할 시간이 있지만 사고는 한순간이니까요.

PART 2

—

스트레스 없이
자연스럽게 키우세요

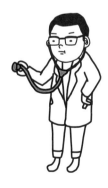

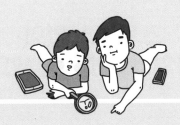

행복과 건강을 얘기할 때 흔히 "잘 먹고! 잘 자고! 잘 싸고!"를 강조합니다. 우린 첫 번째에만 너무 많은 관심을 보이는 게 아닌가 싶습니다. 하지만 잠을 잘 자고, 똥을 시원하게 누는 것은 뭘 먹는지에 못지않게 중요한 일입니다.

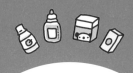

6
—

배설의 문제

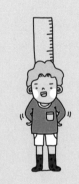

오줌을 참으면 방광이 커질까요?

기초적인 해부학 얘기를 해보려고 합니다. 오줌을 참으면 방광이 커질까요? 요즘은 이 문제가 성인들에게도 중요합니다. 커피 소비가 늘면서 성인 요실금이 늘고 있거든요. 방광은 아랫배에 있지요? 고무풍선처럼 생겼습니다. 소변이 차면 부풀고, 시원하게 소변을 보고 나면 오그라듭니다. 언뜻 생각하면 소변을 자꾸 참으면 방광이 점점 커져 웬만큼 소변이 차도 참을 수 있을 것 같습니다. 하지만 우리 몸은 그렇게 단순하지 않습니다. 알고 보면 오줌 한번 누는 데도 상당히 정교한 시스템이 작동합니다.

일단 방광은 근육으로 이루어져 있습니다. 전문용어로는 '배뇨근'이라고 하지만, 여기서는 알기 쉽게 '방광근육'이라고 합시다. 둥그런 풍선이 있는데 고무가 아니라 근육으로 되어 있다는 뜻입니다. 또 한 가지 근육이 있습니다. 방광에서 소변이 밖으로 나오는 길목, 즉 풍선의 입구를 지키는 괄약근이라는 근육입니다. 우리 몸 속에는 괄약근이 여러 군데 있습니다. 하나같이 좁은 통로를 둘러싸고 조였다 풀었다 하면서 통로를 여닫는 역할을 합니다. 방광근육과 괄약근이라는 콤비의 호흡이 딱딱 맞아야 소변을 참을 수도 있고, 시원하게 볼 수도 있습니다. 그 과정은 이렇습니다.

방광에 소변이 어느 정도 차면 방광근육이 수축하며 신호를 보냅니다. 그때 우리는 소변이 마렵다고 느낍니다. 하지만 아무 때나 소변을 볼 수는 없지요? 그래서 괄약근이 입구를 조이면서 방광근육을 점잖게 타이릅니다. "좀 참아! 여기서 소변을 보면 체면이 뭐가 되겠니?" 그러면 방광근육이 수축을 멈추고 이완됩니다. 잠시 소변이 마렵다는 느낌이 가시죠. 이윽고 적절한 때가 와서 화장실에 가면 괄약근이 스르르 풀리면서 입구를 열어주고, 동시에 방광근육이 수축하면서 소변을 시원하게 밀어내는 겁니다(부르르~~).

방광을 키운답시고 소변을 참으면 어떻게 될까요? 괄약근이 아무리 잘 타일러도 방광근육이 참는 데는 한도가 있습니다. 점점 세게, 계속 수축합니다. 소변이 마려워 발을 동동 구를 때가 바로 이때입니다. 하지만 소변을 볼 수 없는 상황이라면 괄약근도 사력을 다해 저항하지요. 이런 일이 반복되면 방광근육은 매번 엄청난 저항에 맞서 수축, 즉 '운동'을 하게 됩니다. 헬스클럽에서 무거운 역기를 들어 올리면 팔과 가슴 근육이 발달하는 것처럼 방광근육이 점점 크고 두꺼워집니다. 방광벽이 두꺼워지는 거죠. 그러면 방광 속의 공간은 어떻게 될까요? 작아집니다. 방광을 키우자고 소변을 참았는데 정반대 결과가 되는 겁니다. 그걸로 끝이 아닙니다. 두꺼워진 근육은 통제가 잘 안 됩니다. 시도 때도 없이 실룩거립니다. 수시로 소변이 마려워집니다. 가장 큰 비극은 방광근육이 아주 두

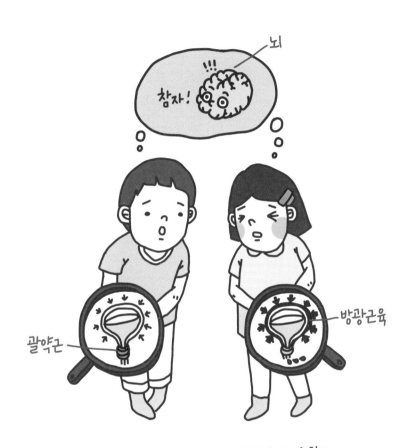

정상적인 상황에서는
괄약근이 방광근육보다 힘이 세므로
소변을 참을 수 있다.

만성적으로 소변을 참아
방광벽이 두꺼워지면
방광근육이 괄약근보다 힘이 세지므로
소변을 참지 못한다.

꺼워졌을 때 일어납니다. 근육이 두꺼워지면 힘도 세지죠? 원래는 괄약근이 훨씬 힘이 셉니다. 그러나 방광근육이 두꺼워져 괄약근이 그 힘을 당할 수 없게 되면 방광근육이 수축할 때 소변을 단속하지 못합니다. 소변을 잠시도 못 참고, 시도 때도 없이 지리게 되죠. 아이든 어른이든 소변을 참으면 요실금이 생기기 쉽습니다. 방광을 키우는 방법은 없을까요? 있습니다. 소변이 마려울 때마다 부지런히 화장실로 가서 소변을 보는 겁니다. 그러면 어린이들은 성장에 따라 자연스럽게 방광 크기도 커집니다. 어른은 방광근육의 힘을 괄약근보다 낮게 유지할 수 있으므로 유사시(?)에 대비하는 셈이 되는 거고요.

얼마 전 아들 성교육을 다룬 책이 인기를 끌었습니다. 그 책에 "소변 참기 연습을 꾸준히 시키면 (성적) 욕구 조절 능력을 배우게 된다"라는 말이 나옵니다. 아는 분으로부터 말씀을 듣고 바로 책을 구해 읽어보았습니다. 《약 안 쓰고 아이 키우기》나 《환자 혁명》처럼 유해한 내용으로 사람들을 호도하는 책이 아닌가 걱정이 되었기 때문입니다. 다행히 그 정도는 아니었습니다. 일찍부터 성교육을 시작해야 한다, 자기결정권을 존중해야 한다, 젠더 감수성을 지녀야 한다 등 좋은 내용이 많았습니다. 문제는 저자가 몸과 성性에 대한 과학적 지식이 부족한 것 같다는 점입니다.

소변 참기와 성적 욕구 조절을 연결시킨 것은 황당합니다. 남근 중심적 사고라고 해야 할까요? "남자아이는 오줌이 마렵다고 하면 페트병에라도 금방 보게 해주면서 여자아이는 참게 한다"라는 게 문제랍니다. "남자가 요도 길이가 길기 때문에 소변을 더 잘 참을 수 있다"라는 대목에서는 너무 어처구니가 없어 웃고 말았습니다. 해부생리학을 조금만 알아도 실소할 수밖에 없는 내용을 어떻게 책에 실었을까요? 상상과 짐작을 실제와 착각하면 안 됩니다.

결론만 말하자면, ① 성적 욕구와 소변 참는 건 아무런 관련도 없습니다. ② 남자든 여자든 소변을 참으면 안 됩니다. 참을수록 조절이 되는 것이 아니라, 조절을 못하게 됩니다. 성적 욕구 얘기가 아니라 배뇨 얘깁니다. 남자아이와 여자아이를 달리 대하는 게 못마땅하다면 여자아이도 금방 소변을 보게 해주세요.

오줌을 빨리 가리면 좋을까요?
야뇨증

닥종이 인형 전시회 같은 데 가면 옛날 생활을 묘사할 때 빠지지 않는 광경이 있습니다. 이부자리에 지도를 그린 아이가 키를 쓰고 옆집에 소금을 얻으러 가는 모습이지요. 그런데 정작 야뇨증을 겪는 아이와 부모에게 이 문제는 결코 우스운 것이 아닙니다. 한 조사에 따르면 야뇨증이 있는 아이들은 백혈병이나 암에 걸린 아이들보다도 자존감이 낮다고 합니다. 웃어넘길 일이 아니라는 거죠. 그러면 몇 살까지 소변을 못 가리면 야뇨증이라고 할까요? 의학적으로는 만 다섯 살, 우리 나이로 여섯 살까지는 밤에 소변을 못 가려도 병이 아니라고 봅니다. 그러니 그때까지는 조금 느긋하게 생각해도 좋습니다.

우리는 '빨리빨리주의'에 사로잡혀 있습니다. 누구나 그걸 알지요. 고쳐야 한다고 생각도 합니다. 그래도 정작 문제가 자기에게 닥치면 까맣게 잊어버리고 안달을 합니다. 아이 키우는 부모끼리 모이면 아이 얘기만 하지요? 그러다 어떤 사람이 자기 아이는 세 살도 안 됐는데 벌써 소변을 가린다고 자랑을 합니다. 다른 부모들은 아무렇지도 않은 척하거나, 예의 바르게 칭찬의 말을 건네면서도 속으로는 금방 샘을 내며 불안해집니다. 뭔가 잘못되지나 않았는지, 아이가 늦는 건 아닌지, 심지어 자기가 뭘 잘못한 건 아닌지 걱정에 사로잡힙니다. 그러지 마세요. 아이들은 나름대로 성장하는 방식이 있으며, 그건 모든 아이가 저마다 다릅니다. 소변을 일찍 가린다고 더 영리하거나 성숙한 것은 아니며, 나중에 훌륭한 사람이 되는 것도 아닙니다. 반대로 소변을 일찍 가린 아이들이 나중에 소변 관련 문제를 겪을 확률이 높다는 연구는 있습니다. 만 세 살 이전에 화장실 훈련을 시키면 나중에 야뇨증이 생기거나, 소변을 너무 자주 본다거나, 잘 참지 못하는 일이 잦고, 심지어 변비나 대변실금의 확률도 높아진다고 합니다. 그러니 마음의 여유를 지닐 필요가 있습니다.

◆ 대소변 가리기, 몇 살부터 시작하나요?

물론 아예 대소변 가리기 훈련을 시키지 말라는 얘기는 아닙니다. 적당한 나이가 되면 기저귀를 떼고, 아이 스스로 대소변을 가리는 법을 가르쳐야 합니다. 그런데 몇 살 때부터 가르쳐야 할까요? 질병관리본부에서 운영하는 건강정보에 따르면 만 24개월에 26%, 30개월에 85%, 36개월에 98%의 아동이 낮 동안에 대소변을 가리게 됩니다. 신생아 시기에는 기저귀를 자주 갈아주고, 돌이 지나면 아기용 변기에 앉아 "응가"나 "쉬" 놀이를 하는 등 자연스러운 행동을 통해 이렇게 저절로 가리게 된다면 가장 좋습니다. 하지만 어느 정도 나이가 들었는데도 가리지 못한다면 부모가 조금 도와주는 것도 좋습니다. 그 시기를 언제로 잡을 것이냐가 문제입니다.

일부 육아책이나 육아 사이트에 보면 한 살 반에서 두 살 정도에 훈련을 시키라고 되어 있습니다. 별로 좋은 생각이 아닙니다. 사실 이런 주장이 나온 이유는 미국에서 그렇게 하기 때문입니다. 미국에서는 세 살이 되면 어린이집에 다닐 수 있습니다. 특히 비용이 저렴한 공립 어린이집이 인기입니다. 하지만 공립은 비용이 저렴한 만큼 인력이 부족하므로, 어린이가 소변을 가려야 한다는 조건이 붙습니다. 세 돌까지 소변을 완벽하게 가리려면 한 살 반에서 두 살쯤 훈련을 시작하면 좋다는 거지요. 의학적인 기준이 아니라 사회적인 편의를 위해 나온 기준일 뿐인데, 언제부터인지 과학적인 근거가 있는 것처럼 당연시되었습니다. 우리는 미국 기준을 아무 생각 없이 그냥 베껴 온 거고요. 사실 우리나라에서 나오는 실용서, 육아서, 자기계발서는 그냥 미국 책을 여기저기 베껴서 짜깁기한 것들이 많습니다. 상당히 심각한 현상인데, 별다른 성찰이 없이 상황이 점점 심해지는 것 같습니다. 그럼 의학적인 견해는 뭔가요? 앞에서 말했듯이 "세 돌 전에 대소변 가리기 훈련을 시작하면 방광이나 장의 문제를 겪는 경우가 많기 때문에 적어도 세 살 이후에 훈련을 시작"하라는 겁니다. 물론 이때도 일정한 목표를 정해두고 강압적으로 밀어붙이면 안 됩니다.

◆ **아이가 야뇨증을 겪는다면**

만 다섯 살 이후에 실제로 야뇨증을 겪는다면 마음의 여유가 더욱 중요합니다. 일단 알아둘 것은 밤에 실수하는 데 대해 아이 스스로 할 수 있는 일은 전혀 없다는 겁니다. 부모가 마음이 급해서 야단치거나 창피를 주면, 그렇지 않아도 낮아진 자존감에 씻을 수 없는 상처를 줄 수 있습니다. 일단 의사를 만나세요. 제가 봤던 환자 하나가 떠오릅니다. 초등학교 3~4학년이 되도록 소변을 못 가렸습니다. 아빠는 형편이 넉넉지 못했고, 부부 사이도 좋지 않았습니다. 비싼 한약을 지어 먹였는데도 소변을 가리지 못하자 아빠는 아이를 엄청 야단쳤습니다. 아이는 주눅이 들어 있었고, 제가 무슨 질문을 해도 불안한 기색으로 아빠 눈치만 봤습니다. 아빠를 나가 있게 한 후, 아이와 이야기를 나누고 진찰을 했습니다. 똑똑하고, 신체적으로 아무런 문제가 없는 아이였습니다. 혹시나 싶어 기본검사를 했는데 소변에서 당이 엄청 높게 나왔습니다. 당뇨병이었던 거지요. 아빠가 제 앞에서 아이의 손을 붙잡고 미안하다며 펑펑 울던 모습을 잊을 수 없습니다. 야뇨증이 있다면 혹시 다른 병 때문이 아닌지 확인하는 게 우선입니다. 별문제가 없다면 보통 항이뇨 호르몬 치료를 하거나, 알람 치료를 합니다. 효과는 있는데 전자는 끊으면 재발하는 수가 많고, 후자는 번거로운 데다 치료 기간이 긴 것이 문제입니다. 옛날에 많이 쓰던 항우울제는 재발이 많고 부작용 우려가 있어 지금은 권하지 않습니다.

　최근에는 야뇨증이 대부분 변비 때문이라는 주장이 나옵니다. 뚜렷한 변비 증상이 없어도 변을 잘 보게 해주면 야뇨증이 없어진다는 겁니다. 변비 때 장에 딱딱한 변이 차는 부분과 방광은 서로 맞닿아 있으므로 상당히 개연성 있는 주장입니다. 과학적으로 뒷받침하는 논문도 많고, 《우리 아이 야뇨증과 변비 거뜬히 이겨내기》라는 책도 나와 있습니다. 야뇨증 때문에 고민이라면 소아과를 찾아 변비 치료를 상의해보세요. 변비가 있다면 치료하는 것은 손해 볼 일이 없죠? 변비가 없더라도 야뇨증 때문에 절박하다면 어차피 뾰족한 치료가 마땅치 않으므로 한번 시도해볼 만합니다. 물론 변비약을 한없이 복용할 수는 없습니다. 야뇨증과 변비가 좋아졌다면 약을 끊고, 섬유소가 풍부한 음식을 먹고, 운동량을 늘리는 등 변비가 재발하지 않도록 노력해야 합니다.

　마지막으로 앞에서 말한 것처럼 소변을 참으면 안 됩니다. 깨어 있는 동안에는 소변이 마렵지 않더라도 두 시간에 한 번씩 규칙적으로 소변을 보게 하세요. 소변이 마려운지 물어보지 마세요. 아이들은 항상 괜찮다고 합니다. 소변이든 대변이든 참는 습관은 매우 해롭습니다. 원래 직장과 방광은 저장기관으로 진화해온 것이 아니기 때문입니다.

03

정상적인 대변의 모양을 아세요?

늘 그렇듯 아침을 먹고 나서 15분이 지나면 나는 귀 뒤에 자스민 꽃을 찬찬히 꽂는다. 그리고 볼일을 보러 나선다. … 오늘 아침의 배변은 정말 색다른 것이었다. 코뿔소 뿔 모양을 하고 나온 깔끔한 두 덩어리. 난 무엇보다 그 양의 변변치 않음에 신경이 쓰였다….*

20세기를 대표하는 천재 중 한 사람인 달리Salvador Dali의 일기 중에서 인용한 구절입니다. 그 왜 축 늘어진 시계나 해골, 십자가 같은 걸 즐겨 그렸던 사람 있잖아요. 천재와 광인은 종이 한 장 차이라지만 처음 그의 일기에서 이 구절을 읽고는 살짝 이상한 사람이 아닐까 했지요. 하지만 나중에 절 찾아오는 어린이 환자들을 어떻게 하면 똥 잘 누는 어린이로 만들 수 있을지 공부하다가 달리가 의외로 현명한 사람이었다는 생각을 하게 되었습니다.

　어린이들은 똥이나 방귀 얘기만 나오면 좋아서 어쩔 줄 모르지

---

*　　《달리, 나는 천재다》, 살바도르 달리, 다빈치, 2004년.

요. 우리가 왜 더러운 것, 무서운 것, 끔찍한 것에 관심을 갖는지에 대해서는 생각보다 다양한 이론이 있지만, 어쨌든 결론은 그게 자연스러운 행동이란 겁니다. 하지만 아이가 자라면서 언제부터인지 우리는 대소변에 관한 이야기를 꺼내지 않습니다. 물론 사회적인 자리에서 주고받기에 적절한 얘기는 아니지만, 문제는 자신의 대소변에조차 관심을 갖지 않는 사람이 많다는 겁니다. 관찰은커녕, 엉덩이를 들기도 전에 변기의 물을 내린다는 사람도 많습니다. 자녀의 변에 대해서는 더 하지요. 신생아 때는 기저귀를 갈 때마다 비상한 관심을 보입니다. 변이 조금만 묽어지거나, 푸른색 변을 보거나, 실 같은 피가 섞이거나, 알갱이 같은 것이 나오면 즉시 소아과로 달려갑니다. 아이의 대소변 가리기는 온 집안의 비상한 관심사가 되기도 하지요. 처음 혼자서 똥을 누고는 자랑스럽게 달려왔던 딸 아이의 표정, 어린이용 변기에 살포시 놓아둔 듯한 '깔끔한 두 덩어리'를 보고 아내는 물론 부모님까지 만면에 웃음을 짓던 순간이 저도 기억에 생생합니다. 그러나 대변의 전성기는 이내 막을 내리고 맙니다.

◆ 브리스틀 7단계 대변 척도를 아시나요?

달리처럼 천재(광인?)가 아니더라도 대변에 지대한 관심을 가진 사람들이 있었습니다. 바로 영국인들입니다. 1990년 브리스틀대학교 연구팀은 온갖 대변의 모양을 수집하여 분류한 후 7단계의 척도를 만들었습니다. 친절하게 그림까지 첨부했습니다. 이걸 브리스틀 대변 척도Bristol Stool Scale라고 합니다. 참 할 일 없는 족속들이라는 둥, 영국의 끔찍한 날씨와 더 끔찍한 음식을 생각한다면 그런 일에서라도 재미를 찾아야 하지 않겠냐는 둥 비아냥이 쏟아졌지만 사실 이 척도는 매우 재미있을뿐더러 유용합니다. 그 이유는 첫째, 의외로 어린이의 변비를 알아차리기가 어렵고, 둘째, 정상적인 대변 모양을 아는 것이 건강에 도움이 되기 때문입니다.

'변비를 알아차리기가 어렵다니, 그게 무슨 소리람?'이라고 생각할 수도 있습니다. 물론 3~4일에 한 번 정도 크고 딱딱한 대변을 본다든지, 대변을 볼 때마다 아파한다면 의심할 여지없이 변비입니다. 하지만 하루에 세 번 이상 묽은 대변을 보는 아이도 변비일 수 있습니다. '엥, 어떻게 그럴 수 있지?' 변비가 생기면 직장에 변이 쌓이면서 직장이 서서히 늘어납니다. 직장에서도 대변 속의 수분은 계속 흡수되기 때문에 대변이 오래 머무르면 점점 커지고, 점점 딱딱해집니다. 결국 크고 딱딱한 덩어리가 출구를 막아버립니다. 그렇다고 밥을 굶지는 않지요. 음식을 먹으면 장에서는 계속 변이 만들어져 직장으로 내려옵니다. 일부는 직장을 막고 있는 큰 덩어리에 합쳐지지만, 묽은 부분은 덩어리의 틈새를 통과하거나 주변을 돌아 항문으로 빠져나옵니다. 심하면 속옷에 변을 지리지기도 하지요. 아이가 하루 서너 번 묽은 변을 보니 부모는 변을 잘 본다고 생각하거나, 심지어 설사를 한다고 걱정합니다. 사실은 변비가 심한네 밀이지요. 이런 현상을 어려운 말로 '역설적 설사paradoxical diarrhea'라고 합니다.

◆ 우리 아이 대변 모양은 어떤가요?

이처럼 어린이 변비는 증상이 애매하기 때문에, 다음 11가지 증상 중 한 가지라도 있다면 소아과 의사를 찾아 상의하는 것이 좋습니다.

① 커다란 대변 : 어린아이 대변치고는 너무 크다는 생각이 듭니다.
② 딱딱한 대변 : 옆의 브리스틀 대변 척도를 참고하세요.
③ 뜸한 배변 : 이틀에 한 번도 대변을 보지 않는다면 참고 있을 가능성이 높습니다.
④ 대변을 지린다 : 보통 직장이 늘어날 대로 늘어나 묽은 대변이 넘쳐 나오는 겁니다.
⑤ 속옷에 묻는다 : 직장이 많이 늘어나면 대변을 완전히 밀어내지 못하고, 대변이 깨끗하게 끊어지지 않기 때문에 항문을 깨끗이 닦기 어렵습니다.
⑥ 매우 묽은 대변 : 설사처럼 보이지만 사실은 변비일 수 있습니다 (역설적 설사).
⑦ 뚜렷한 원인이 없는 가볍고 간헐적인 복통.
⑧ 하루 세 번 이상 변을 본다 : 직장이 너무 늘어나면 긴장도가 떨어져 한 번에 밀어내지 못합니다.
⑨ 대소변 가리기 훈련이 너무 힘들다.
⑩ 대변이 마려우면 숨는다.
⑪ 항문이 가렵거나 아프거나 치질이 생기거나 대변을 볼 때 피가 난다.

TYPE 2

매우 신경 쓰기

TYPE 1

매우 신경 쓰기

TYPE 7

매우 신경 쓰기

🌀 **BRISTOL STOOL CHART** 🍌

브리스틀 대변 척도

TYPE 3

조금 신경쓰기

TYPE 6

조금 신경쓰기

TYPE 4

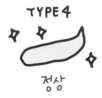

정상

TYPE 5

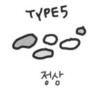

정상

이제 브리스틀 대변 척도를 봅시다. 그림에서 4번과 5번이 정상적인 대변입니다. 3번과 6번이면 조금 신경을 써야 하고, 1, 2, 7번은 곤란합니다. 매번 아이의 변을 확인하기 어려우면 인터넷에 많이 나오니, 컬러 복사해서 화장실에 붙여놓고 아이에게 몇 번과 비슷한 변을 봤는지 물어보는 것도 좋습니다. 물론 이 척도는 어른에게도 유용합니다. 우리는 무슨 원칙에 너무 집착하는 경향이 있지요. 오죽하면 냉면 먹는 법도 제대로 모른다며 타박을 하곤 합니다. 오래전 일이지만 '황금 똥을 누는 아이' 운운하는 책이 베스트셀러가 된 적도 있었습니다. 대변 색깔이 정상 대변의 척도가 될 수 없는 데도 '마케팅'에는 크게 성공했지요. 물론 브리스틀 대변 척도는 이렇게 뜬구름 잡는 헛소리가 아니고 과학적인 기준입니다. 하지만 강박적으로 집착할 필요는 없습니다. 브리스틀 대변 척도 3번 정도 된 변이 나왔다면 아이에게 과일을 좀 더 먹이고, 하루 10~20분이라도 함께 산책을 한다든지 하는 식으로 건강에 좋은 방향으로 활용하면 족합니다. 대변의 모양은 건강에 관해 의외로 많은 것을 알려줍니다. 달리처럼 자기도취에 빠져 감상할 것까진 없지만, 평소에 잘 관찰했다가 의사에게 알려주면 진단에 큰 도움이 됩니다. 뭐 어때요? 자기 건데!

04

변비는 왜 생길까요?

행복과 건강을 얘기할 때 흔히 "잘 먹고! 잘 자고! 잘 싸고!"를 강조합니다. 가만히 생각해보면 우린 첫 번째에만 너무 많은 관심을 보이는 게 아닌가 싶습니다. 뭘 먹으면 키가 크고, 면역이 강해지고, 심지어 머리가 좋아지는지는 누구나 궁금해합니다. 하지만 잠을 충분히 자야 정서적으로 안정되고, 다른 사람에게 너그러워지고, 공부도 잘할 수 있다는 건 과학적으로 분명히 규명되었는데도 별로 중요하게 생각하지 않지요. 똥을 잘 누는 건요? 그건 더욱 관심이 없습니다. 유아기 때나 대소변 가리기 훈련을 할 때 반짝 관심을 보일 뿐, 학교에 다니는 자녀가 변을 잘 보는지 신경을 쓰는 부모는 거의 없습니다. 왜 그럴까요? 소비와 욕망을 충족하는 데는 열심이지만, 쓰레기 처리나 환경보존은 남의 일이라고 생각하는 이유와 같습니다. 먹는 것, 소비, 욕망충족이 훨씬 큰돈이 되기 때문입니다. 우리는 중요한 일에 신경을 쓴다고 생각하지만, 사실은 욕망을 부추겨 돈을 벌려는 사람들에게 속아 그들에게 돈이 되는 일을 중요하다고 생각하며 삽니다. 잠을 잘 자고, 똥을 시원하게 누는 것은 뭘 먹는지에 못지않게 중요한 일입니다.

살기 위해 먹든, 먹기 위해 살든, 누구나 뭔가를 먹습니다. 음식물을 입에 넣고 씹어서 꿀꺽 삼키면 식도를 거쳐 위로 가지요. 좀 덜씹거나, 조금 지저분한 것을 먹어도 대개 별 탈이 나지 않습니다. 위에서 강력한 산을 분비하여 병원체를 죽여버리기 때문입니다. 그후, 위는 음식물을 힘차게 주물러 죽처럼 만듭니다. 죽처럼 부드러워진 음식물은 소장을 거치면서 영양분이 흡수됩니다. 소장은 우리키의 두세 배에 이를 정도로 아주 깁니다. 그렇게 긴 통로를 서서히통과하며 영양분이 알뜰하게 흡수되기 때문에 소장 끝에 이른 음식물에는 거의 영양소가 남아 있지 않지요. 식이섬유와 기타 소화가되지 않는 물질만 대장으로 넘어갑니다. 대장 속에는 미생물이 엄청나게 많이 삽니다. 이 미생물들이 소화흡수가 거의 끝난 물질들을 발효시키면 대변이 만들어집니다. 대변의 90%는 미생물, 그 중에서도 주로 세균입니다. 대변 자체가 세균덩어리인 셈이지요. 반면에 정상적인 소변은 무균 상태입니다. 의학적으로 보자면 화장실에서 큰일을 보면 손을 꼭 씻어야 하지만, 작은 일을 본 후에는 손을 씻지 않아도 된다는 우스갯소리도 있지요(이건 어디까지나 우스갯소리일 뿐입니다. 사실은 큰일을 보든, 작은 일을 보든 반드시 손을 씻어야 합니다).

◆ 변을 잘 보려면

대장에 왜 이렇게 미생물이 많은지, 그것들이 무슨 역할을 하는지속속 밝혀지면서 장내 미생물이 엄청난 주목을 받고 있습니다. 하

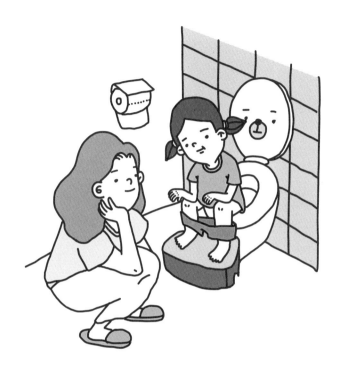

아이가 이렇게 변을 볼 수 있도록 도와주세요.

① 골반과 무릎이 직각이 되게 해주세요.
   키가 작은 아이는 발밑에 받침대를 놓아주세요.

② 앞쪽으로 몸을 기울여 팔꿈치를 무릎 위에 올리고 어깨를 둥글게 웅크려요.

③ 배변 근육이 완전히 이완되도록 다리를 벌려요.

지만 그건 우리 얘기와 조금 거리가 있으니 일단 패스! 소화라는 측면에서 대장의 주기능은 물을 흡수하는 겁니다. 물이 많이 흡수되면 대장 속에는 물이 적게 남으니 대변이 딱딱해집니다. 반대로 적게 흡수되면 무른 변이 나옵니다. 대장에서 물이 얼마나 흡수되는지는 주로 우리 몸의 수분 섭취 상태와 대장 속의 식이섬유에 의해 결정됩니다. 즉, 몸에 물이 부족한 상태라면 대장에서 많은 물이 흡수됩니다. 물을 충분히 마시는 것은 건강에 두루 좋지만 변비에도 큰 도움이 됩니다. 한편 식이섬유는 대장 속에 물을 붙잡아두는 역할을 합니다. 식이섬유를 많이 먹으면 부드럽게 변을 볼 수 있는 거지요. 식이섬유는 어디에 많지요? 그렇습니다. 과일과 채소에 많지요. 마지막으로 변을 잘 본다는 건 장이 내용물을 원활히 밀어낸다는 뜻입니다. 그러니 장의 움직임이 활발해야 하는데, 이건 신체의 전반적인 움직임과 밀접한 연관이 있습니다. 몸을 많이 움직이고 활동적일수록 장도 활발히 움직입니다. 정리해볼까요? 변을 잘 보려면 ①물을 충분히 마시고, ②과일과 채소를 많이 먹고, ③활발히 몸을 움직여야 합니다. 이런 기초지식을 응용해서 변비가 왜 생기는지 알아봅시다.

◆ **시기별로 다른 변비의 원인**

소아청소년과 의사는 신생아나 유아도 보고, 취학 전부터 초등학생까지의 어린이도 보며, 중고생으로 대표되는 청소년도 진료합니다. 각 시기별로 너무나 다른 존재들이지요. 변비의 원인도 시기별로 각각 다릅니다. 신생아나 유아는 모유나 분유를 먹지요? 이때는 변이 딱딱해지거나 횟수가 뜸해지는 일이 별로 없습니다. 다만 먹는 것이 바뀔 때, 즉 고형식을 시작했다거나, 분유를 바꿨다거나, 생우유를 먹기 시작했을 때 그런 일이 생길 수 있습니다. 이때는 의사 선생님과 상의해서 원인을 찾고, 원인에 맞게 대처해야 합니다. 몇 가지 원칙을 말한다면 우선 분유는 바꾸지 않는 것이 좋습니다. 누가 더 좋은 분유가 있다고 알려주더라도 지금 먹는 분유에 문제가 없다면 바꾸지 마세요. 이유식을 시작할 때는 한 번에 한 가지씩 새로운 음식을 추가합니다. 3~4일간 반응을 보아 뭔가 문제가 생기면 그 음식을 일단 중단하고 몇 주 후에 다시 먹입니다. 생우유는 하루에 작은 우유팩으로 2~3개 이상 먹지 않는 것이 좋습니다. 태어난 지 얼마 안 된 신생아가 변을 드물게 보거나, 변을 볼 때 몹시 고통스러워하거나, 변에 피가 섞이거나, 점점 배가 불러오는 것 같다면 빨리 의사를 만나야 합니다(얼굴이 빨개지면서 용을 쓰는 건 정상입니다!).

조금 큰 아이들에게 변비가 생기는 중요한 원인은 앞에 썼듯이 물을 충분히 마시지 않고, 과일과 채소를 적게 먹고, 몸을 많이 움직이지 않기 때문입니다. 요즘 아이들이 몸을 잘 움직이지 않는다는 건 누구나 아는 사실이지요. 학교에서 학원으로 이어지는 생활과 디지털 기기의 사용 때문입니다. 물은 왜 안 마실까요? 학교에 다니면서 물을 마음껏 마실 수 있는 기회가 흔치 않다는 데 주목해야 합니다. 중간중간에 쉬는 시간이 있지만 아이들은 물을 챙겨 마시는 데 별로 관심이 없지요. 수분에만 초점을 맞춘다면 우유나 주스로 섭취해도 되지만, 살이 찌기 쉬우니 신선한 물을 마시는 것이 가장 좋습니다. 마음에 드는 물병을 사주고 물을 담아서 다니도록 해보세요. 생각보다 효과적입니다.

　마지막으로 과일과 채소를 많이 먹어야 한다는 건 결국 식이섬유를 섭취하라는 뜻입니다. 식이섬유가 풍부한 식품은 보통 수분도 많이 들어 있습니다. 예를 들어 채소류의 85~90%는 수분이지만, 감자칩의 수분은 2%에 불과합니다. 비타민을 알약으로 먹는 건 좋지 않고 식품을 통해 섭취해야 하는 것처럼, 식이섬유 역시 화이버 음료 등을 통해 섭취하는 건 권하지 않습니다. 그런 식으로 섭취하면 오히려 칼슘 흡수를 저해하여 성장에 나쁜 영향을 미칠 수도 있습니다. 문제는 어린이들이 과일이나 채소를 잘 먹으려 하지 않는다는 겁니다. 우선 어려서부터 소위 '서구식 식단'에 맛 들이지 않는 것이 중요합니다. 닭튀김, 흰 빵으로 만든 햄버거, 치즈를 듬뿍 뿌린 피자, 감자튀김, 단것, 인스턴트 식품, 주스나 청량음료에 길들여진 입맛은 쉽게 변하지 않습니다. 이런 식습관 때문에 어린이 비만도 늘지만, 사실 체중이 늘어나기 전에 변비가 먼저 생깁니다.

◆ 자연스럽게 채소와 과일을 먹이는 법

어떻게 해야 어린이에게 채소나 과일을 좀 더 먹일 수 있을까요? 《우리 아이 야뇨증과 변비 거뜬히 이겨내기》라는 책에 소개된 몇 가지 아이디어를 인용합니다.

자연스럽게 채소를 먹이는 방법

- 스파게티 소스를 만들 때 잘게 자른 채소를 섞는다. 대부분의 아이들은 전혀 눈치채지 못한다.
- 작게 더 작게! 어린이들은 작은 것을 좋아하므로 미니 파프리카, 미니 오이, 어린 당근, 알감자를 줘본다.
- 잘게 자른 오이, 파프리카, 당근 등을 넣어 참치 샐러드를 만들어준다.
- 감자 대신 고구마튀김을 만들어준다.
- 빵이나 머핀, 스크램블드에그에 당근이나 단호박을 넣는다.
- 아이와 마트에 갈 때, 채소 코너에 데리고 가서 좋아하는 채소를 두 가지 담아보라고 한다. 집에 돌아와 조리법을 인터넷에서 찾아본 후 아이와 함께 음식을 만든다.
- 셀러리나 당근을 연필 모양으로 길고 가늘게 잘라 컵에 꽂아놓고 땅콩버터나 샐러드드레싱에 찍어 먹도록 한다.
- 피망의 속을 긁어낸 후 오목한 부분을 작게 잘라 음식을 담아준다.
- 집에서 피자를 만든다. 치즈 아래 얇게 저민 채소를 깔거나 아이가 직접 고른 채소로 토핑을 얹는다.

자연스럽게 과일을 먹이는 방법

- 시리얼에 얇게 자른 딸기나 바나나를 섞어 먹인다.
- 아침 또는 간식으로 과일 스무디를 만들어준다. 설탕이 들어 있

는 요구르트보다 저지방 우유나 두유를 사용한다.

- 막 익기 시작한 바나나를 얇게 잘라 냉동실에 얼려두면 달콤하고 부드러워 아이들이 좋아한다.

- 과일을 잘라 요구르트를 붓거나 액상 초콜릿에 찍어 먹게 한다. 과일과 요구르트를 넣어 파르페를 만들어 주어도 좋다.

- 팬케이크, 머핀, 쿠키, 빵 등을 만들 때 잘게 자른 과일이나 말린 과일, 얇게 저민 사과 등을 넣는다.

- 과일을 작은 공 모양으로 도려내는 칼을 사용한다. 과일을 꺼리는 아이도 동그랗게 잘라 주면 잘 먹는 경우가 많다.

- 케이크나 쿠키 대신 사과나 배를 구워 준다.

- 말린 과일과 견과류를 섞어 간식으로 싸준다.

- 샌드위치에 얇게 썬 사과나 바나나를 넣는다.

- 차에 과일을 놓아두면, 방과 후 또는 운동이나 기타 활동을 마친 후 아이의 손이 쉽게 간다. 과일을 좋아하지 않는 아이도 목마르고 배고프면 먹는다.

- 아이와 함께 '과일 피자'를 만들어보자. 바삭바삭한 과자에 크림 치즈를 바르고 설탕을 약간 뿌린 후 신선한 과일을 얹는다.

- 접시에 얼굴 모양으로 과일을 담아준다. 블루베리나 포도로 눈을 만들고, 키위를 잘라 귀를, 딸기로는 코를, 사과나 배를 잘라 입을 만드는 식이다.

05

쾌변을 부르는 단 한 가지 습관

앞에서 오줌을 참으면 방광이 커지기는커녕 오히려 작아진다고 했습니다. 비슷한 문제를 생각해봅시다. 대변을 참으면 직장이 늘어날까요?

소화관은 입-식도-위-소장-대장으로 이어집니다. 정상적으로는 섭취한 음식이 대변으로 나오는 데 약 24~48시간이 걸리지만, 변비가 심한 어린이는 100시간이 넘게 걸리기도 합니다. 대변의 형태와 크기는 대장 안에 얼마나 오래 머물렀는지에 따라 달라집니다. 대장의 주기능은 물을 흡수하는 것이므로 대장에서 오래 머물수록 대변은 점점 마르고 딱딱해집니다. 대장의 끝부분을 직장(곧은창자)이라고 합니다. 직장의 가장 중요한 기능은 대변이 그곳에 도달하여 밖으로 배출될 준비가 되었다고 알리는 겁니다. 다시 말해서 직장은 저장기관이 아니라 감각기관에 가깝습니다. 아름다운 그림을 보는 눈이나, 멋진 음악을 듣는 귀, 꽃의 향기를 맡는 코처럼, '응가가 여기 도착했다'는 사실을 알아차리는 직장도 나름 예민한 감각기관입니다. 눈은 빛을, 귀는 소리를, 코는 특정한 분자들을 감지하듯, 직장은 '늘어남'을 감지합니다. 대변이 들어와 어느 정도 이상 늘어나면 직장은 "때가 왔도다!"라는 신호를 뇌와 척수로 보냅니다. 뇌와 척수에서 지금 일을 봐도 좋다는 허락이 떨어지면 항문 괄약근과 골반 아래쪽의 다양한 근육들이 이완되어 항문을 활짝 열고 대변을 몸 밖으로 밀어냅니다(아, 시원해!).

동물들은 직장에 대변이 도달하자마자 거침없이 쏟아냅니다. 하늘을 나는 조류는 몸무게를 줄이는 것이 생존과 직결되기 때문에 날면서도 대변을 보지요. 소나 말, 염소도 비슷하여 걸으면서 대변을 봅니다. 개나 고양이 등 사회화된 동물들은 어느 정도 조절하지만 역시 오래 참지는 못하고, 대개 매일 식후에 대변을 봅니다. 인간은 어떤가요? 우리는 까다롭지요. 신호를 지긋이 억누르면서 편안하고 쾌적한 곳에서, 남의 방해를 받지 않고, 충분한 시간 동안 느긋하게 일을 볼 수 있을 때까지 기회를 기다립니다. 때로는 스마트폰이나 잡지도 있어야 합니다. 문제는 이렇게 자꾸 참다 보면 직장이 조금씩 늘어난다는 겁니다. 직장은 '늘어남'을 감지하는 감각기관인데, 어지간히 늘어난 상태가 되어도 느끼지 못하거나 신호를 무시해버립니다. 물론 직장도 대변을 밀어내야 하기 때문에 근육이 있지만, 방광처럼 괄약근에 저항하여 힘을 키우고 큰일(?)을 도모하기에는 애초에 세력이 너무 빈약합니다. 만성적으로 늘어난 상태에 저항할 힘이 없으니 현실에 순응해버립니다. 장벽에 긴장도가 떨어지면서 힘이 없어지지요. 이렇게 되면 직장 안에 대변이 가득 차 있어도 한 번에 밀어내지 못하고 찔끔찔끔 보게 됩니다. 변비가 심한데 화장실은 자주 가니 스스로는 변비가 아니라고 생각하지요.

◆ 아이에게 변비가 생기는 이유

이런 문제가 가장 심각하게 나타나는 것은 어린이들입니다. 왜 그런지 확실하지는 않지만, 모유나 분유를 먹던 아이들이 생우유와 고형식을 시작하면 변이 굳어집니다. 게다가 이유기에는 자칫하면 채소나 과일을 적게 먹이게 되지요. 평생(?) 별로 힘을 쓰지 않고 부드러운 대변을 보던 녀석이 너무 굵고 딱딱한 변을 보느라 진땀을 흘리고, 용을 쓰고, 고통에 못 이겨 울음을 터뜨리고 나면 어떻게 될까요? 고비를 잘 넘기는 아이들도 있지만 일부는 고통을 피하려고 아예 대변을 참습니다. 단순한 고통-회피 반응이지요. 참는 게 버릇이 되면 변은 더욱 딱딱해지고 굵어집니다. 아이는 놀이에 집중하여 직장의 절박한 SOS 신호를 무시하거나, 식탁 밑, 소파 뒤 등에 숨어 얼굴이 빨개진 채 다리를 꼬고, 항문을 조이면서 변을 참으려고 안간힘을 씁니다. 직장이 점점 늘어나면 아랫배가 거북하고, 소화도 잘 안 되고, 입맛이 떨어집니다. 만성적인 복통에 시달리기도 합니다. 크게 늘어난 직장이 바로 앞에 있는 방광을 누르면 수시로 오줌이 마렵고, 소변을 봐도 개운치 않으며(엄마들이 임신했을 때를 생각해보세요), 야뇨증이나 요로감염이 생기기도 합니다. 어른들은 어린이만큼 심한 경우는 많지 않습니다만, 아랫배가 거북하고, 입맛이 없는 등의 증상은 한 번쯤 겪어보지 않았나요?

◆ 변비 치료는 이렇게

그럼 어떻게 해야 할까요? 만성적으로 직장이 늘어난 상태가 정상
으로 돌아오려면 시간이 걸립니다. 그때까지는 ①우선 몇 차례 관
장을 해서 직장에 가득 찬 변을 빼주고, ②완하제를 저용량으로 먹
여 변을 보기 쉽게 해주며, ③규칙적으로 대변보는 습관을 길러주
어야 합니다. 어린이가 변을 참는지 어쩐지 어른이 알기가 어려우
므로 보통 아침저녁으로 식후 5분 정도 변기에 앉히면 좋습니다.
물론 언제까지고 완하제 치료를 할 수는 없습니다. 아이를 편하게
해주고, 늘어난 직장이 원래대로 돌아갈 때까지 3~6개월 정도만
치료합니다. 궁극적으로는 물을 충분히 마시고, 과일과 채소를 많
이 먹고, 활발히 몸을 움직이는 생활습관을 들여야지요. 간혹 완하
제를 쓰면 습관성이 생길까 봐, 또는 '자연적'인 방법이 아니라는
이유로 거부감을 느끼는 부모도 있습니다. 걱정 마세요. 의사의 지
시에 따라 완하제를 사용하면 습관성이 생기지 않으며, 안전합니
다. 어린 시절 내내 대장에 변이 가득 찬 상태로 지내는 것 또한 '자
연적'인 것과는 거리가 멀지요. 오히려 자연적 운운하며 판매하는
유산균, 보조제, 생약 등이 훨씬 해로울 수 있습니다.

어른은 어떻게 하지요? 마찬가지입니다. 무엇보다 서서히 생활습
관을 바꾸는 것이 중요합니다. 변이 마려우면 오래 참지 말고 바로
봐야 합니다. 화장실이 조금 쾌적하지 않아도, 상황이 조금 여의치
않아도 미루지 마세요. 스마트폰이나 신문은 잊어버리고요. 변기에
앉아 뭘 보면 오래 앉아 있게 되어 치질이 생기기도 쉽습니다. 변비

가 심하면 의사를 찾으세요. 생각보다 삶의 질이 크게 좋아집니다.

서양에서는 학생들이 변을 참지 않도록 쾌적한 학교 화장실을 만들자는 운동을 펼치는 곳이 많습니다. 서울시에서도 비슷한 시도를 하고 있다는 소식을 들었습니다. 아주 바람직한 일입니다. 기억하세요. 직장은 저장기관이 아니라 감각기관입니다. 감각기관은 예민하게 유지해야 합니다. 쾌변을 부르는 단 한 가지 습관은 변을 참지 않는 것입니다.

06

모든 장염을 물리치는 절대반지

겨울은 어린이들이 가장 많이 아픈 계절입니다. 춥고 긴 겨울을 건강하게 나려면 월동 준비가 필요합니다. 뭐니 뭐니 해도 독감 접종이 가장 중요하고 손쉬운 준비입니다. 그런데 아이를 키우다 보면 겨울에 감기도 잘 걸리지만, 장염도 많이 생깁니다. 장염이 뭐냐고요? 토하고 설사하고 배 아픈 병을 장염이라고 합니다.

장腸은 우리가 먹은 음식물이 지나가는 파이프 모양의 통로입니다. 하지만 수도관처럼 그냥 통과시키기만 하는 건 아닙니다. 음식물을 잘게 부수고, 물과 영양분을 흡수하고, 몸속의 노폐물을 대변에 섞어 밖으로 내보냅니다. 먹고사는 것보다 더 중요한 문제는 없지요? 그래서 장벽에는 음식에 들어 있는 물과 영양분을 알뜰하게 체내로 흡수하기 위해 아주 가느다란 털(융모)이 촘촘하게 돋아나 있습니다. 우리 몸에서는 어느 구석, 무엇 하나 중요하지 않은 것이 없지만 굳이 따지자면 장에서는 융모가 가장 중요합니다. 병원균이 장에 침입하여 융모를 손상시키는 병이 바로 장염입니다. 그러면 어떻게 될까요? 일단 뭔가가 손상되니까 배가 아프겠지요(복통)? 길이가

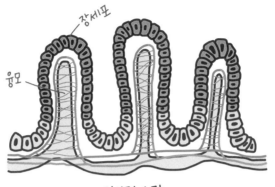

장세포

융모

정상적인 장

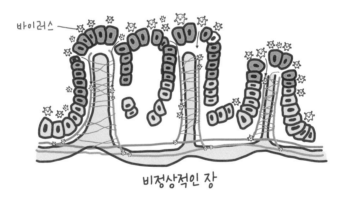

바이러스

비정상적인 장

바이러스가 침입하면 장세포들이 죽으며 떨어져 나가고
정상적인 장과 융모의 구조가 망가집니다.
심하면 바이러스가 혈관을 타고 온몸으로 퍼집니다.

7m나 되는 장은 알고 보면 매우 예민한 친구입니다. 뭘 먹든 그 긴 거리를 하루 만에 통과해서 밖으로 나올 수 있는 건 음식물이 통과하는 부위의 움직임을 세심하게 조절하면서 장 전체가 조화롭게 운동하기 때문입니다. 그런데 어디 한 군데가 손상되면 바로 조화로운 운동에 장애가 생깁니다. 제대로 운동을 못하니까 음식이 아래로 내려가지 못하고 도로 입으로 넘어옵니다(구토). 융모는 물과 영양분을 흡수한다고 했지요? 그러니 융모가 손상되면 물과 영양분이 흡수되지 못하고 그냥 변으로 나옵니다. 물이 많이 섞인 대변, 소화가 되지 않은 대변을 보게 되는 거죠(설사). '~~염'으로 끝나는 병은 '염증'이란 뜻입니다. 우리 몸은 어딘가 염증이 생기면 열이 나는 경우가 많습니다(발열). 정리하면 복통, 구토, 설사, 발열이 장염의 주 증상입니다.

◆ 우리 몸과 물

하지만 장염에 걸려도 고열이 나는 일은 그리 많지 않고, 복통도 대개 하루 이틀이면 가라앉습니다. 문제는 구토와 설사입니다. 이게 왜 문제일까요? 바로 물과 관계되기 때문입니다. 여담이지만 안아키의 김모 씨 같은 이들은 현대의학이 사람의 혈액량도 정확히 모른다고 비난합니다. 자기가 모르니까 남도 모를 거라고 생각하는 거죠. 코웃음이 날 지경입니다. 인체의 수분량과 분포는 이미 100년 전쯤에 소상히 알려졌습니다. 자랑스럽게도 소아과 선생님이 밝혀냈습니다. 소아과가 대단한 것이 아니라, 비율상 어린이의 몸은 더 많은 물로 이루어져 있고, 나가고 들어오는 비율도 높아 물이 움직이는 과정을 관찰하기가 쉬웠던 겁니다. 간단히 설명하면 우리 몸은 대략 3분의 2가 물로 되어 있습니다. 그중 3분의 1은 세포 외부에, 3분의 2는 세포 내부에 존재합니다. 세포 외부에 존재하는 물 중 다시 4분의 1은 혈액 속에, 4분의 3은 조직 사이에 존재합니다. 60kg 성인이라면 3분의 2인 40kg이 물입니다. 그중 3분의 1인 13kg이 세포 외부에 있고, 다시 그중 4분의 1인 3kg 정도가 혈액 속에 있습니다. 혈액이 물로만 되어 있는 것은 아니지요? 적혈구, 백혈구, 혈소판 같은 세포 성분과 알부민, 항체 같은 단백질 성분, 기타 많은 성분이 섞여 있기 때문에 실제 혈액은 약 5kg 정도 됩니다(김모 씨, 제발 죄 없는 아이들 잡지 말고 공부 좀 하세요!).

　이렇게 보면 우리 몸은 물속에 잠겨 있는 셈입니다. 물이 없으면 살 수 없습니다. 물은 어떻게 우리 몸에 들어오고 나가나요? 마시는 물과 먹는 음식을 통해 들어오고, 소변과 대변과 땀과 호흡을 통해 나갑니다. 우리가 느끼지는 못해도 숨 쉴 때 나가는 물과 땀의 양이 만만치 않아 소변량의 3분의 1에서 2분의 1이나 됩니다. 60kg 성인이라면 하루 소변량이 약 1.5L, 땀과 호흡을 통해 500~800cc, 대변을 통해 100cc 정도로 하루 2~2.5L의 물이 빠져나갑니다. 하루에 8잔씩 물을 마시라는 말은 여기서 나온 겁니다. 물 한 잔을 250cc로 보고 8잔이면 2L가 되지요. 실제로는 국이나 과일 등 음식 속에 들어 있는 물이 많아 일부러 챙겨 마시지 않아도 됩니다. 어쨌든 중요한 건 대변을 통해 나가는 물이 그리 많지 않다는 겁니다.

그런데 설사를 시작하면 어떻게 될까요? 대변을 통해 나가는 물이 늘어납니다. 아이가 설사할 때 기저귀를 들어보면 묵직하지 않던가요? 물이 빠져나가고 있는 겁니다. 물 두 잔 정도 설사를 한다고 칩시다. 그리 많은 양은 아니지요? 250cc로 보면 500cc네요. 문제는 어린이들의 몸이 작다는 겁니다. 몸무게가 10kg이라면 수분은 약 6kg이니까 거의 10분의 1을 잃어버리는 겁니다. 물론 물이 빠져나가도 그만큼 마시면 됩니다. 그런데 구토가 겹쳐 있다면 물을 마실 수 없습니다. 게다가 구토할 때 또 물을 잃어버립니다. 그래서 설사와 구토가 겹치면 어린이는 물론, 어른도 금방 탈수가 됩니다. 탈수가 되면 장염이 낫지 않을뿐더러 자칫 쇼크나 급성신부전 등 위험한 상황에 처하게 됩니다. 반대로 어떤 장염이든 수분만 충분히 공급하면 저절로 좋아집니다. 콜레라처럼 무서운 전염병도 마찬가지입니다. 그런데 물만 마셔도 토하는 아이에게 어떻게 수분을 공급하지요?

약국에 가면 경구용 수분공급제라는 걸 팝니다. 가루약을 물에 타서 용액을 만드는 것도 있고, 아예 액체 상태로 나온 것도 있습니다. 이 용액을 우습게 보면 안 됩니다. 이 용액이 보급된 이래 가난한 나라에서 설사로 죽는 아이들의 숫자가 크게 줄었으니까요(역시 소아과 선생님들이 개발했습니다, 에헴!). 용법대로만 잘 먹이면 효과가 정맥주사에 못지않습니다. 그런데 아이들이 이 용액을 잘 먹지 않고, 먹어도 토하는 수가 있습니다. 이때 요령은 티스푼으로 떠먹이는 겁니다. 티스푼 한 숟갈 정도는 억지로 먹여도 잘 토하지 않습니다.

티스푼으로 먹여서 언제 먹이나 생각할 수도 있지만, 1분에 한 숟 갈꿀로만 먹어도 깜짝 놀랄 만큼 많이 먹게 됩니다. 경구용 수분공급제를 당장 구할 수 없다면, 이온음료나 물이라도 티스푼으로 먹이세요. 일단 탈수가 되어버리면 문제가 상상 외로 커집니다. 물론 아이가 많이 아파 보이거나, 구토 혹은 설사가 아주 심하거나, 고열이 나거나, 자꾸 처진다면 빨리 의사를 찾아가는 것이 가장 안전합니다.

마지막으로 대부분의 장염은 바이러스가 원인입니다. 특별한 경우가 아니라면 항생제를 써서는 안 됩니다. 또한 설사란 우리 몸에 들어온 나쁜 물질을 몸 밖으로 내보내는 효과가 있습니다. 따라서 지사제를 쓰면 오히려 해롭습니다. 그러니 모든 장염을 물리치는 절대반지는 바로 물입니다.

식중독과 장염은 어떻게 다를까요?

토하고 설사하고 배 아픈 병을 장염이라고 했습니다. 그런 병이 또 있습니다. 바로 식중독입니다. 두 가지 개념은 때때로 의사들도 헷갈립니다. 의사들이 바보리서가 아니라 용어 자체가 애매하기 때문입니다. 의사들도 헷갈리는 걸 꼭 알 필요는 없겠지만 '알쓸신잡' 차원에서 슬쩍 짚고 넘어가 봅시다.

식중독은 '음식에 중독되었다'는 뜻이니 말 그대로 상한 음식을 먹고 탈이 나는 겁니다. '음식이 상했다'는 말은 대개 세균이 번식했다는 뜻입니다. 다시 말해서 대부분의 식중독은 세균성입니다. 음식은 겨울보다 여름에 잘 상하지요? 그래서 식중독은 여름철에 많습니다. 학교 급식이나 잔치 음식 등을 통해 집단 발병하는 일도 많지요. 대개 음식을 먹고 몇 시간 내에 증상이 시작됩니다. 토하고, 설사하고, 열나는 건 장염과 비슷하지만 복통이 훨씬 심한 수가 많습니다.

장염은 병원균이 장에 침입하여 융모를 손상시키는 병이라고 했지요? 이때 병원균은 보통 세균이 아니라 바이러스입니다. 구토나 설사를 할 때 바이러스가 쏟아져 나옵니다. 토사물이나 대변이 묻었던 자리, 사람의 손이나 의복, 침구 표면에도 바이러스가 바글바글합니다. 이걸 깨끗하게 치우지 않거나, 손을 잘 씻지 않으면 남아 있던 바이러스가 여기저기 퍼져 나갑니다. 장염은 겨울철에 더 많습니다. 장염 바이러스가 낮은 온도에서 더 오래 생존하고 더 활발하게 움직이기 때문입니다. 겨울철에는 사람이 많이 모이는 실내에서 지내는 일이 더 많기 때문이기도 합니다.

◆ 겨울철 장염의 대명사, 노로바이러스

식중독과 장염이 헷갈리는 이유는 두 가지 질병 사이의 구분이 명확하지 않기 때문입니다. 일단 증상(복통, 구토, 설사, 발열)이 같습니다. 증상으로는 구분할 수 없습니다. 식중독은 세균, 장염은 바이러스라고 했지만, 꼭 그런 것도 아닙니다. 식중독은 상한 음식, 장염은 오염된 표면이나 손을 통해 전파된다지만, 오염된 음식을 먹고 바이러스성 장염이 집단 발병하는 경우도 많습니다. 그러니 그런 골치 아픈 구분일랑 의사에게 맡기고, 앞에서 배운 것만 알아두셔도 됩니다. 구토와 설사가 겹치면 제일 무서운 건 탈수입니다. 식중독이든 장염이든 탈수를 막고 수분을 충분히 공급하면 대부분 저절로 좋아집니다. 많이 아프거나, 구토와 설사가 아주 심하거나, 고열이 나거나, 자꾸 처진다면 빨리 의사를 찾아가야 합니다.

　장염은 겨울철에 더 많다고 했지요? 겨울이 다가오니 장염에 관해 좀 더 알아봅시다. 현재 우리나라에서 장염의 가장 흔한 원인은 노로바이러스norovirus입니다. 이 녀석은 전염력이 아주 강하다는 게 문제입니다. 일단 생존력이 대단합니다. 영하 20℃에서도 살아남고, 어디서든 수일에서 수주까지 생존하여 사람을 감염시킵니다. 60℃에서도 30분 이상 버팁니다. 찜통에서 살짝 찌는 정도로는 잘 안 죽는다는 거죠. 그렇게 조리하는 게 뭐가 있나요? 예, 해산물이지요. 그래서 해산물 요리를 먹고 발병하는 일이 많습니다. 일단 발병하면 환자의 대변으로 수십억 마리가 쏟아져 나오는데, 그중 수십 마리만 섭취해도 장염에 걸립니다. 사정이 이렇다 보니 어린이집이나 학교에서 한 명만 걸려도 쉽게 전염되어 집단 발병이 일어납니다. 음식을 통해 집단 발병한다면 정의상 식중독이지요? 그래서 노로바이러스 장염이라고도 하고, 노로바이러스 식중독이라고도 하는 겁니다.

노로바이러스 장염에 걸리면 회복되어도 최대 2주간 대변으로 바이러스가 나옵니다. 따라서 환자는 회복된 후에도 2~3일간은 음식 장만을 해서는 안 됩니다. 어린이가 걸린 경우, 친구들을 보호하기 위해 역시 회복 후 3일까지 어린이집이나 학교에 보내서는 안 됩니다. 노로바이러스는 아직 백신이 없어요. 철저한 위생을 통해 예방할 수밖에 없습니다. 손 씻기가 무엇보다 중요합니다. 특히 화장실에서 나올 때, 기저귀를 갈 때, 식사나 음식을 만들기 전, 환자를 돌본 후에 반드시 손을 씻어야 합니다. 환자가 구토나 설사를 하면 즉시 치우고, 배설물이 묻은 곳을 깨끗이 닦아야 합니다. 노로는 일부 소독약에도 죽지 않으므로 락스를 써서 닦는 것이 좋습니다

(1L에 10cc는 써야 합니다). 또한 배설물이 묻은 옷이나 침구는 즉시 빨아야 합니다. 바이러스가 공중에 흩날리지 않도록 조심스럽게 취급하세요. 비닐장갑을 끼면 좋습니다. 물론 배설물을 치우거나 빨래를 한 후에도 손을 잘 씻어야지요.

음식이나 물을 통해 옮는 병이니 완전히 익혀 먹는 음식은 걱정할 것 없습니다. 과일이나 채소 등 익히지 않고 먹는 음식은 깨끗한 물에 잘 씻어야 합니다. 반쯤 익혀 먹는 음식, 특히 해산물이 문제입니다. 게나 새우는 익혀 먹는다지만 굴은 어떻게 할까요? 서양에서는 '겨울에 -ber로 끝나는 달(9월~12월)에만 생굴을 즐기라'는 말이 있는데, 요즘은 노로 때문에 굴도 완전히 익혀 먹으라고 권합니다. 생굴은 우리 식문화에도 깊이 들어와 있지요? 특히 김장을 담근 후나 보쌈에 곁들여 먹는 굴은 별미로 칩니다. 김치에 넣기도 하고요. 우리나라가 서양에 비해 노로바이러스 감염증이 특별히 많은 것 같지는 않습니다. 하지만, 생굴을 즐기는 문화와 노로바이러스의 발병률에 관해 뚜렷한 연구가 없기 때문에 통계가 올바른지, 정말 연관이 없는지, 연관이 없다면 어떤 이유로 우리만 특별히 병에 덜 걸리는지 규명할 필요가 있습니다. 어떤 국가나 민족만 특정한 질병에 덜 걸린다는 생각은 잘못인 경우가 많습니다. 예전에는 괜찮았더라도 지금 노로가 설치는 것이 변형된 바이러스 때문이라는 보고가 있으므로 주시할 필요가 있습니다.

지금은 노로가 왕좌에 올라있습니다만, 예전에 겨울철 장염의 대명사는 로타바이러스rotavirus였습니다. 로타바이러스 장염에 걸리

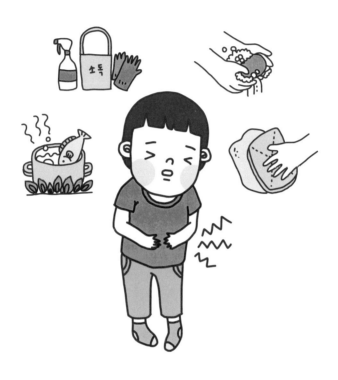

아직 백신이 없는 노로바이러스는 철저한 위생을 통해서만
예방할 수 있습니다.

면 허연 쌀뜨물 같은 물설사가 아주 심합니다. 아차 하는 순간 탈수가 되어 심각한 지경에 이르곤 했지요. 저도 환자를 많이 봤지만 로타의 시대에 노로 따위는 명함도 못 내밀었습니다. 하지만 이제 먹고살 만한 나라에서는 로타바이러스가 거의 문제가 되지 않습니다. 백신 덕분입니다. 유아기에 입으로 먹는 백신으로 접종하며 안전합니다. 이상한 사람들의 말에 속아 백신도 맞지 않고, 설사가 심한데 자연요법을 한다고 병원에 가지 않고 버틴다면 로타바이러스 장염은 정말 무서운 병입니다. 아직도 가난한 나라에서는 연간 수십만 명의 어린이가 이 병으로 목숨을 잃습니다. 부모님들의 현명한 판단을 바랍니다. 아직 백신을 맞히지 않았다면 소아청소년과 선생님과 상의하세요. 겨울은 감기의 계절일 뿐 아니라 장염의 계절입니다.

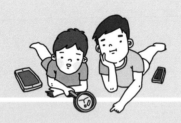

음식을 먹는 행위는 영양섭취란 측면에서만 볼 것이 아닙니다. 어린이에게는 음식의 맛과 색깔을 보고, 질감을 느끼고, 조리 과정에서 재료가 변하는 모습을 보고, 음식재료를 생산한 분들과 음식을 장만한 부모님의 노고를 느끼고, 식탁 예절을 지키고, 적당한 선에서 그만 먹는 절제를 배우는 과정이 모두 삶의 공부입니다.

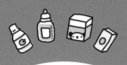

7

—

영양과 비만

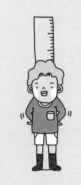

고지방 저탄수화물식, 어린이에게 해도 될까요?

최근 고지방 저탄수화물식(저탄고지) 관심이 뜨겁습니다. TV 특집방송 때문입니다. 세계 도처에서 엄청나게 열량이 높은 고지방식을 하면서도 살을 뺀 사람들이 나왔지요. 우리나라에서는 식단을 몸소 실천하는 의사들이 출연해서 체중 감량은 물론 혈압, 혈당, 콜레스테롤 수치 등 건강지표가 개선되었다는 사실을 보여주었습니다. 자원자를 대상으로 4주간 실험을 했을 때도 같은 결과가 나왔으니 믿을 만해 보입니다. 지독하게 빠지지 않는 살을 상대로 힘겨운 싸움을 계속하는 사람이라면 솔깃하지 않을 수 없습니다. 자녀의 비만으로 고민하는 부모들도 마찬가지입니다.

아주 중요한 사실부터 짚고 넘어갑시다. 어린이와 청소년은 다이어트를 해서는 안 됩니다. 어린이와 청소년기의 가장 중요한 과제는 '성장과 발달'입니다. 인위적으로 식단을 조절하면 자칫 필수적인 영양소가 부족해지기 쉽습니다. 성장과 발달은 시기를 놓치면 나중에 따라잡을 수 없습니다. 그러니 절대로 다이어트를 하지 마세요. 그럼 계속 살이 찌는 아이는 어떻게 해야 할까요?

◆ 흰밥 한 공기가 설탕 한 공기?

콜레스테롤 함량이 높은 음식이 콜레스테롤 수치를 올리는 주범이 아니고, 고기를 피하는 것이 비만의 해결책이 될 수 없다는 사실은 오래전에 알려졌습니다. 저도 부모님께 수십 년째 똑같은 말씀을 드리지만, 여전히 "살찌니까 고기는 적게 먹는다"라고 하십니다. 의사인 아들 말도 이렇게 받아들이기 힘든데 방송에 한번 나오니까 "애야, 고기가 그렇게 나쁘지 않다더라" 하십니다. 과연 방송의 위력이 대단합니다. 그런데 몇 가지 주의할 점이 있습니다.

결론부터 말하면 '고지방식'이 아니라 '저탄수화물식'이 중요합니다. 탄수화물 중에도 '당분'이 문제입니다. 탄수화물을 먹으면 핏속에서 당분, 즉 혈당이 올라갑니다. 그런데 우리 몸은 변화를 싫어합니다. 항상 일정한 상태를 유지하려고 하죠. 혈당이 올라가면 낮추려고 합니다. 그래서 인슐린이라는 호르몬이 나옵니다. 인슐린은 혈액 속에 있는 당을 세포 내로 끌고 들어갑니다. 그러면 혈당은 낮아지고, 세포 속에는 당이 높아지겠지요? 세포 안에 들어간 포도당은 운동을 하면 소모되지만 당장 쓸 일이 없다면 지방으로 바뀌어 저장됩니다. 우리 몸속에 있는 콜레스테롤이나 지방은 콜레스테롤이나 기름기가 많은 음식을 먹어서 생긴 것보다 탄수화물을 먹어서 생긴 것이 훨씬 많습니다. 사실상 콜레스테롤 수치는 콜레스테롤을 얼마나 먹느냐와는 별로 관계가 없습니다. 문제는 탄수화물입니다.

모든 탄수화물이 똑같은 것은 아닙니다. 탄수화물 중에는 빨리 흡수되는 것과 천천히 흡수되는 것이 있습니다. 빨리 흡수되는 탄수화물을 먹으면 혈당이 급격히 올라갑니다. 그러면 혈당을 낮추려고 인슐린이 대량 분비됩니다. 핏속에 있던 당이 순식간에 세포 속으로 들어갑니다. 급격히 높아졌던 혈당이 급격히 떨어집니다. 혈당이 떨어지면 우리 몸은 배가 고프다고 느낍니다. 먹은 지 얼마 되지 않아 또 먹게 됩니다. 비만이 되는 거죠(사실 이 과정에는 렙틴, 그렐린, NPY란 호르몬도 작용하지만 복잡하니까 그냥 이 정도로 이해해도 됩니다). 인슐린은 췌장에서 만들어집니다. 이런 일이 장기간 반복되면 인슐린을 하루에도 몇 번씩 대량으로 만들어내느라 췌장이 지칩니다. 췌장이 지쳐 인슐린을 제대로 만들지 못하는 상태가 바로 당뇨병입니다. 빨리 흡수되는 탄수화물에 뭐가 있을까요? 설탕이 대표적입니다. 또한 가공된 탄수화물은 설탕과 똑같다고 봅니다. 알기 쉽게 '흰색'이 해롭다고 생각해도 좋습니다. 흰밥, 흰빵, 국수, 라면, 과자 등은 설탕과 똑같습니다. 약간 과장하자면 흰밥 한 그릇을 먹는 것은 설탕 한 그릇을 먹는 거라고 생각해도 됩니다.

◆ 천천히 음식을 먹는 과정을 즐기도록 도와주세요

천천히 흡수되는 탄수화물을 먹으면 혈당도 천천히 올라갑니다. 인슐린이 대량 분비될 필요가 없습니다. 당이 천천히 세포 속으로 들어가면서 몸을 움직이고 머리를 쓰는 데 사용되고 남는 것이 많지 않으니 지방이 덜 만들어집니다. 혈당이 갑자기 떨어지지 않으므로 허기도 덜 느낍니다. 이렇게 '착한' 탄수화물에는 어떤 것이 있을까요? 가공되지 않은 곡류, 과일, 채소 등이 대표적입니다. 이런 식품

속에는 섬유소가 듬뿍 들어 있습니다. 예를 들어 현미밥을 먹으면 겉을 둘러싼 섬유소 때문에 장에서 천천히 소화되므로 혈당도 천천히 올라갑니다. 과일도 마찬가지입니다. 사과를 그냥 먹으면 사과 속에 있는 섬유소 때문에 몸에 좋지만, 주스를 만들어 마시면 혈당이 급격히 올라갑니다. 100% 천연주스도 마찬가집니다. 그냥 과일을 먹어야 합니다.

계속 '착한' 탄수화물을 먹을 수 있다면 굳이 저탄고지처럼 극단적인 방법을 쓰지 않아도 됩니다. 문제는 우리가 '나쁜' 탄수화물에 둘러싸여 있다는 겁니다. 외식산업, 식품산업계에서 설탕을 엄청나게 씁니다. 케이크, 과자, 빵만 문제가 아닙니다. 매콤한 양념치킨을 조리하는 양념, 삼겹살에 얹어 먹는 쌈장, 오후의 졸음을 쫓기 위해 마시는 한 잔의 모카커피 속에도 설탕이 엄청나게 들어 있습니다. 음식점에서 현미밥을 주문하거나 통밀 파스타를 주문하기도 쉽지 않죠. 요리 프로그램의 레시피에도 설탕을 너무 많이 쓴다고 비판을 받지만, 산업계는 결코 설탕을 포기할 수 없습니다. 가장 값싸게 맛을 낼 수 있기 때문이지요.

TV 프로그램의 공이라면 지방이 생각보다 나쁘지 않다는 점을 알려준 겁니다. 흰빵이나 설탕이 잔뜩 든 요구르트로 아침을 먹는 것보다, 버터로 달걀을 프라이하고 삼겹살을 먹는 게 나을지 모릅니다. 하지만 고지방식을 하면서 점심은 식당에서 사 먹고, 저녁은 먹던 대로 먹고, 야식으로 라면을 먹으면 살이 더 찝니다. 결국 외식도 안 되고, 슈퍼에서 과자 따위를 사 먹어도 안 되고 항상 직접 조리를 해야 합니다. 그런 정성이 있다면 차라리 착한 탄수화물과 양질의 단백질, 지방이 균형 잡힌 식단을 짜는 게 답입니다. 현미밥을 먹고 간식은 과일과 채소로 하는 겁니다. 과자와 외식은 피하고요. 그러지 못한다면 고지방식은 체중이란 면에서도 재앙이 될 겁니다.

마지막으로 음식을 먹는 행위는 영양섭취란 측면에서만 볼 것이 아닙니다. 어린이에게는 음식의 맛과 색깔을 보고, 질감을 느끼고, 조리 과정에서 재료가 변하는 모습을 보고, 음식재료를 생산한 분들과 음식을 장만한 부모님의 노고를 느끼고, 식탁 예절을 지키고, 적당한 선에서 그만 먹는 절제를 배우는 과정이 모두 삶의 공부입니다. 뭐든 다양해야 하고, 지나치지 않아야 합니다. 그래야 삶을 배웁니다.

비만의 진정한 주범을 공개합니다!

비만은 여러 가지 요소가 작용해서 생기는 복잡한 현상입니다. 하지만 주범을 하나만 꼽으라고 한다면 저는 설탕을 지목합니다. 설탕은 우리 몸에 들이와 과당과 포도당이 됩니다. 그런데 설탕을 통해 섭취하는 과당은 당이 아니라 사실은 지방이라고 봐야 합니다. 몸속에 들어와 바로 지방산과 중성지방이 되기 때문입니다. 결국 설탕을 먹으면 지방과 탄수화물(포도당)을 같이 섭취하는 셈이 됩니다. 비만으로 가는 고속도로입니다.

우리는 왜 설탕을 쓸까요? 맛있기 때문이지요. 무슨 맛? 단맛입니다. 설탕은 과당과 포도당이 된다고 했는데, 과당은 포도당보다 단맛이 두 배 더 강합니다. 그래서 단맛을 내기 위해 설탕 대신 과당을 이용하기도 합니다. 과당은 옥수수를 써서 대량생산이 가능합니다. 이렇게 만든 과당을 포도당과 적당한 비율로 섞으면 단맛이 아주 강한 감미료가 만들어집니다. 이 물질을 고과당 옥수수 시럽 또는 액상과당이라고 합니다. 결국 설탕, 액상과당, 고과당 옥수수 시럽이 모두 같은 것이라고 생각해도 되겠습니다.

문제는 설탕이 안 들어간 음식이 없다는 겁니다. 슈퍼나 빵집에서 파는 것에는 거의 모두 설탕이 들어 있습니다. 마트에 가서 자녀와 함께 식품마다 붙어 있는 성분표를 보세요. 설탕, 과당, 액상과당(고과당 옥수수 시럽)이 들어 있지 않은 식품을 찾기 어렵습니다. 요리 프로로 슈퍼스타가 된 분도 음식마다 설탕을 쓴다고 논란이 됐지요. 식당에서 먹는 음식에도 대부분 설탕이 들어간다고 봐야 합니다. 집에서 재료를 사다 요리하는 것이 가장 좋지만, 이때도 신경을 쓰지 않으면 설탕을 섭취하게 됩니다. 천연 감미료라고 해도 설탕이나 액상과당이 들어 있는 것이 많기 때문입니다. 이렇게 설탕에 둘러싸여 피하기 어렵다면 방법이 없는 건가요? 네 가지 방법이 있습니다.

◆ **설탕을 피하는 네 가지 방법**

① 섬유소를 함께 섭취하세요. 과당은 '과일에 들어 있는 당'이란 뜻입니다. 과일은 과당이 들어 있어도 몸에 해롭지 않지요. 섬유소가 풍부하기 때문입니다. 음식에 섬유소가 많으면 소화하는 데 시간이 오래 걸립니다. 과당이든 포도당이든 천천히 몸속에 들어오기 때문에 몸에서 처리할 시간이 충분합니다. 주스나 즙을 내서 먹으면 섬유소가 없어지기 때문에 이런 효과가 사라집니다. 앞에서 '좋은 탄수화물'을 언급했습니다. 흰색이 나쁘다고 했지요. 백미는 현미로 비꾸고, 국수도 되도록 통곡식으로 만든 것을 쓰면 좋습니다. 밥에 잡곡을 섞거나, 채소를 듬뿍 넣어 비

벼 먹거나, 쌈 채소에 싸서 먹으면 아주 좋습니다. 단, 섬유소 음료나 보충제는 피하세요. 칼슘 흡수를 저하시켜 성장에 문제를 일으킬 수 있습니다. 자연적인 방법으로 음식을 통해 섭취해야 합니다.

② 운동을 하세요. 운동만으로 살을 뺄 수는 없습니다. 그러나 운동을 하면 근육량이 늘고, 몸의 대사 기능이 향상되며, 기분이 좋아집니다. 꼭 운동복을 입고 비장한 각오로 30분 이상 해야 하는 것은 아닙니다. 계단을 이용하거나, 가까운 거리는 걷는 습관을 들이거나, 집 안 청소를 하거나, 자꾸 자리에서 일어나 몸을 흔드는 등 신체 활동을 늘리면 됩니다.

③ 나쁜 음식을 피하세요. 나쁜 음식이란 설탕, 과당, 액상과당(고과당 옥수수 시럽)이 든 것과 단순 탄수화물로 된 것입니다. 슈퍼에서 파는 가공식품에 이런 것이 많지요. 특히 과자와 음료수가 문제입니다. 무제한 먹을 수 있기 때문입니다. 보통 과자 한 봉지의 칼로리가 밥 두세 그릇, 콜라 한 병에는 각설탕 열 개가 들어 있습니다. 과자와 콜라를 같이 먹고 그만큼 칼로리를 소모하려면 몇 시간 동안 달려야 합니다. 원래 모습에서 많이 변하지 않은 것일수록 좋습니다. 고구마 케이크보다 찐 고구마가, 닭고기맛 칩보다 닭다리가 몸에 좋습니다. 그러니 간식으로 가공식품을 주지 말고 고구마를 쪄 주거나, 과일이나 채소를 먹기 좋게 잘라 주거나, 닭다리를 구워 주세요.

④ 모든 사람은 개인적인 성장과 발전을 위해 노력해야 합니다. 하

지만 구조적으로 불평등하여 공정한 경쟁이 불가능한 사회에서 개인의 노력만 강조하면 오히려 사람이 지칩니다. 기울어진 운동장은 방치한 채, 개인 탓만 하면 부조리와 모순을 해결할 방법이 없습니다. 자기계발서를 읽으면 화가 나는 이유입니다. 설탕(과당)과 비만, 그리고 성인병의 증가 사이에는 뚜렷한 상관관계가 있습니다. 이런 사실이 널리 알려지지 않은 이유는 설탕업계의 로비와 각국 정부의 미온적 대응 때문입니다. 특히 미국 설탕산업계는 설탕이 문제라는 사실을 어떻게든 감추려고 학자들을 매수하고, 언론을 조작하고, 정부에 로비를 퍼부었습니다. 식품업계가 이렇게 필사적인 이유는 설탕과 과당을 쓰면 가장 값싸게 음식의 맛을 낼 수 있기 때문입니다. 그런데 이제 그냥 둘 수 없는 지경입니다. 미국은 성인의 60%가 과체중입니다. 우리요? 우리는 무조건 미국 따라가잖아요. 고혈압, 당뇨, 지방간, 심지어 암까지 비만과 연관되기 때문에, 비만으로 인한 의료비 지출은 천문학적으로 늘어갑니다. 다 세금입니다. 우리가 땀 흘려 번 돈입니다. 설탕이나 과당 함량을 법으로 규제하든, 무거운 설탕세를 매겨 사용 감소를 유도하든, 다 함께 살기 위해 과감한 조치를 취해야 합니다. 선진국에서 이러한 조치들이 거대기업의 농간으로 무력화되는 모습을 보노라면, 어느 정도 이상 자본이 집중된 기업은 인위적으로 해체시켜야 하는 것이 아닌가 하는 생각도 듭니다.

비만은 개인적 노력만으로 해결하기 어렵습니다. 그보다는 사회의 합의와 국가의 정책으로 건강한 먹거리를 쉽게 구할 수 있는 환경을 만드는 것이 훨씬 중요하고 효과적입니다. 인간이 어떻게 되든 이윤만 추구하는 자본의 생리상 스스로 개과천선할 리 없습니다. 우리 모두가 과학적 사실로 무장하고 깨어 있어야 합니다. 지방이냐, 탄수화물이냐가 중요한 게 아닙니다. 화를 내고 고쳐야 할 대상을 올바로 알아야 합니다. 아이들을 올바로 키우는 데도, 자신의 건강을 지키는 데도 과학이 필요합니다.

어린이 치아관리 완전정복

설탕 얘기가 나온 김에 한 가지 짚고 넘어가려고 합니다. 어린이에게 가장 흔한 만성질환이 뭘까요? 보통 소아 당뇨나 천식을 떠올립니다. 전 세계적으로 보면 먹고 살기 어려운 나라에서는 영양부족, 살 만한 나라에서는 과체중과 비만이 당뇨나 천식을 압도합니다. 하지만 1위의 영예(?)는 단연 '충치'에게 돌아갑니다. 미국의 경우 2~5세 어린이의 23%, 6~8세 어린이의 56%가 충치를 갖고 있다고 합니다. 이런 말을 들으면 심각하다는 생각보다는 피식 웃게 됩니다. 난센스 퀴즈처럼 느껴지는 까닭은 충치로 목숨을 잃거나 심각한 문제에 처하는 일이 없기 때문이지요. 하지만 이앓이로 한 번이라도 고생해본 적이 있다면 건강한 치아의 소중함을 잘 알 것입니다. 오죽하면 '치아 건강이 오복伍福 중 하나'라는 말까지 나올까요?

충치에 대해 알아야 할 가장 중요한 사실은 '충치란 예방 가능한 세균 감염성 질환'이라는 겁니다. 치아의 겉은 법랑질(에나멜)이란 물질로 되어 있는데, 주성분은 칼슘과 인입니다. 뼈와 같지요. 법랑질은 아주 단단하지만 산acid에 약합니다. pH 5.5 아래면 녹기 시작합니다. 산? 염산, 황산 같은 거? 누가 산을 마시나? 그렇게 생각할 일은 아닙니다. 어린이들이 즐겨 마시는 주스나 청량음료는 모두 상당히 산성이 강합니다. 예를 들면 사과 주스는 4.0, 오렌지 주스는 3.5, 사이다는 3.0, 콜라는 2.5 정도입니다. 외우기 쉽게 근사치를 적었습니다. pH가 낮을수록 산성이 강한 건 아시죠? 주스나 청량음료를 되도록 피해야 할 이유가 하나 더 추가되네요.

그런데 중요한 건 음식의 산성이 아닙니다. 산성으로만 따지면 토마토도 4.5, 귤은 4.0 정도 됩니다. 토마토나 귤을 먹는다고 이가 썩지는 않잖아요. 음식은 꿀꺽 삼키면 입에서 사라져버리기 때문입니다. 물론 당분간은 입안이 산성 상태가 되지만 그건 24시간 분비되는 침이 해결합니다. 침은 입속을 중성으로 되돌릴 뿐 아니라, 산성으로 인해 치아에서 녹아 나간 법랑질을 잽싸게 보충합니다. 사실 법랑질은 하루 종일 녹아 나가고 보충되기를 반복합니다. 전체적으로 녹아 나가는 양이 많으면 이가 나빠지고, 보충되는 양이 충분하다면 건강한 이가 유지되는 거죠.

그렇다면 하루 종일 음식을 먹는 것도 아닌데 왜 이가 썩을까요? 누구나 알 듯 정말 중요한 건 설탕입니다. "단 걸 먹고 나서 치카치카 안 하고 자면 밤새 세균맨이 이빨을 파먹는단다!" 아이들에게 이렇게 가르치잖아요. 맞아요. 우리 입속에는 세균맨이 삽니다. 충치균은 설탕을 아주 좋아합니다. 설탕이 들어오면 옳다구나 하고 당을 분해시켜 얇은 막을 만들고 그 속에서 번식합니다. 이 과정에서 산이 만들어집니다. 이 얇은 막이 쌓여 두꺼워지면 소위 '프라

그'라는 게 생기지요.

다시 앞으로 돌아가봅시다. "충치란 예방 가능한 세균 감염성 질환"이라고 했지요? 세균성 질환이지만, 항생제로 해결할 수는 없습니다. 항생물질이 프라그를 파고들기 어렵기 때문입니다(이 문제는 바이오필름biofilm이라 하여 의학에서 핫한 분야입니다만, 설명이 기니까 패스!). 하지만 예방 가능하다고 했습니다. 설탕을 피하고, 프라그가 생기기 전에 물로 입안을 헹구고, 하루에 두 번 규칙적으로 이를 닦고, 이가 녹아 나가지 않게 보호하고, 정기적으로 치과 검진을 받는 것이 예방법입니다. 이런 기초 지식을 갖고 연령별로 치아를 어떻게 관리하면 좋을지 알아봅시다.

◆ 성장 단계별 치아 관리법

출생~11개월: 이때 중요한 건 아이 입속에 충치균이 생기는 시점을 최대한 늦추는 겁니다. 갓난아기의 입속에는 충치균이 없습니다. 그러면 어디서 옮는 걸까요? 부모에게서 옮습니다. 따라서 엄마나 아빠가 이가 좋지 않다면, 아기가 태어나기 전에 치과 검진을 받는 것이 좋습니다. 물론 이를 잘 닦고, 단것을 피하는 등 구강위생을 위한 조치를 적극적으로 시행해야 합니다. 자일리톨 껌이나 사탕을 이용하여 입속의 충치균을 줄이는 방법도 좋습니다. 아기가 태어나면 식기나 수저, 컵, 칫솔 등을 같이 쓰지 않도록 합니다. 음식을 씹어서 아기에게 먹이거나, 아기가 빠는 젖꼭지에 어른의 침이 묻지 않도록 해야 합니다. 젖병을 쓴다면 젖꼭지를 부드러운 비누와 물로 잘 닦아야 합니다. 아기에게 입을 맞추지 말라는 지침은 좀 지나친 면이 있습니다. 중요한 건 어른의 침이 아기 입속에 들어가지 않도록 하는 겁니다.

젖니가 나기 시작하면 당분을 먹이지 않도록 유의해야 합니다. 설탕이든 천연당이든 마찬가지입니다. 입맛은 어릴 때 결정됩니다. 이 시기에 단것이나 짠 것에 맛 들이면 평생 그런 음식을 좋아하게 됩니다. 고무젖꼭지에 단것을 묻히는 방법도 피하는 것이 좋습니다. 모유나 분유 속에도 당분이 있으므로 먹일 때는 꼭 안고 먹이고, 젖이나 젖병을 문 채 잠이 들지 않도록 해야 합니다. 정식으로 연구되지는 않았지만 젖이나 분유를 먹이고 나서 바로 소량의 물을 먹이는 것은 좋은 전략입니다. 부드러운 천이나 유아용 칫솔에 물을 묻혀 젖니를 닦아주는 것도 좋습니다.

한 살 이후: 대개 이때 또는 조금 더 일찍 양치를 시작하게 되지요. 불소가 중요합니다. 불소는 치아가 녹아 나가는 것을 방지하고, 법랑질을 보충하며, 충치균의 번식을 억제합니다. 불소가 들어간 치약을 쓰거나, 불소를 정기적으로(6개월마다) 도포하거나, 아예 수돗물에 소량을 섞어 공급하는 방법을 씁니다. 당연한 얘기지만 공중보건 차원에서 수돗물 불소화가 가장 효과적인 방법입니다. 불소가 대단히 유해한 것처럼 주장하는 사람들이 있습니다. 지금까지 연구된 바로는 안전합니다. 수돗물 불소화를 시행한 국가나 지역에서는 강력한 충치 예방 효과가 나타났고, 보건상 문제가 된 경우는 없습니다.

다만 불소가 포함된 치약을 삼키는 것은 피하는 편이 좋습니다. 불소증fluorosis이라고 하여 치아가 하얗게 변색되거나 심하면 손상될 수 있기 때문입니다. 어른은 치약을 삼키는 일이 없지만 어린이들은 삼키기도 하기 때문에 두 돌까지는 치약을 쓰지 말라고 권하는 나라도 있고, 소량을 쓰라고 권하는 나라도 있습니다. 현재 미국 소아과학회의 지침은 이렇습니다.

> 세 살 미만 불소가 포함된 치약으로 하루 두 번(아침식사 후, 취침 전) 이를 닦되, 치약의 양은 쌀알 크기를 넘지 않는다. 이를 닦고 난 후 치약을 뱉지 않고, 입을 물로 헹구지 않는다.
> 세 살 이상 불소가 포함된 치약으로 하루 두 번(아침식사 후, 취침 전) 이를 닦되, 치약의 양은 작은 강낭콩 크기를 넘지 않는다. 이를 닦고 난 후 치약을 뱉지만, 입을 물로 헹구지는 않는다.

어린이들은 보통 7~8세가 되어야 이를 제대로 닦을 수 있습니다. 그때까지는 어른이 돌봐주어야 합니다. 함께 이를 닦는 것이 가장 좋고, 필요하다면 몇 번이고 이를 닦아주면서 올바른 칫솔 사용법을 가르쳐야 합니다. 마지막으로 가장 중요한 것 하나만 말씀드릴게요. 이를 닦을 때 힘을 주어 옆으로 북북 문질러 닦는 것은 매우 나쁜 버릇입니다. 치아의 씹는 면은 그렇게 닦아도 좋지만 앞이나 뒷면을 그렇게 닦으면 잇몸이 손상되어 결국 문제가 생깁니다. 부드러운 칫솔을 써서 잇몸에서 이 끝 쪽으로 쓸어 내듯 닦는 것이 가장 좋습니다. 처음에는 익숙지 않아 조금 힘들 수도 있지만 일주일 정도면 익숙해집니다. 이 닦는 법만 바꿔도 많은 문제가 해결됩니다. 이 닦는 법을 잘 설명한 동영상이 있어 링크합니다.(http://www.dentia.org/03_sub_2.html?ckattempt=1)

충치는 어떻게 생길까요?

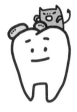

충치균은 치아표면에 남아 있는
당과 탄수화물을 먹고삽니다.

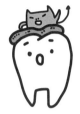

충치균은 당분을 분해시켜
글루칸을 만듭니다.

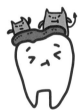

프라그 안에서
충치균이 점차 증식합니다.

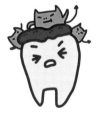

계속해서 충치균이
설탕을 분해하며
산을 만들어냅니다.

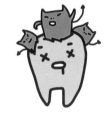

취약한 부분은 산의 공격으로
탈회가 되어 충치가 만들어집니다.

출처: 충치예방연구회

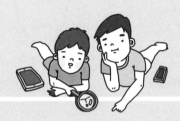

세상이 아름다운 것은 다양하기 때문입니다. 잘생긴 사람이 있는가 하면 조금 못난 사람도 있고, 공부 잘하는 사람, 운동 잘하는 사람, 딱히 잘하는 게 없는 사람도 있습니다. 키 큰 사람이 있으면 작은 사람도 있고, 뚱뚱한 사람, 얼굴에 점이 있는 사람, 머리가 곱슬곱슬한 사람도 있고요. 그러나 모든 사람은 고귀하며 반드시 사회에 쓸모가 있습니다. 이런 사람들이 어울려 함께 울고 웃고 기대어 사는 것이 진정 아름다운 세상입니다.

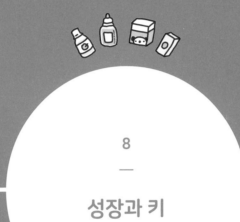

8
—

성장과 키

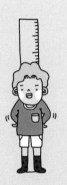

키 작은 우리 아이, 어떻게 해야 할까요?

부모라면 누구나 아이를 벽에 세우고 얼마나 컸는지 연필로 표시했던 기억이 있을 겁니다. 매일 봐서 그런지 별로 변한 것 같지 않은데 몇 달 전보다 훌쩍 큰 걸 보면 가슴이 뿌듯해집니다. 별 탈 없이 잘 커준 아이가 고맙기도 하고요. 하지만 그렇게 따뜻한 어린 시절의 추억은 아이가 커가면서 키에 대한 집착으로 바뀝니다. 많은 부모들이 아이가 나중에 얼마나 클지, 키를 키우려면 어떻게 해야 하는지 궁금해합니다. 심지어 취업을 할 때, 결혼 상대를 고를 때 불이익을 당하지 않을까 걱정합니다. 몇 년 전 한 젊은 여성이 TV에 나와 '남성이 180cm가 안 되면 루저'라고 했던 배후에는 키에 대한 우리 사회의 강박관념이 자리 잡고 있습니다.

일단 궁금한 것부터 알아봅시다. 키가 크려면 어떻게 해야 할까요? 키를 결정하는 요소는 아주 많지만 중요한 것은 세 가지입니다. 첫째는 유전입니다. 누구나 아는 얘기죠? 길게 얘기하지 않겠습니다. 둘째는 영양입니다. 유전적으로 가장 가까운 북한의 젊은이들은 우리 젊은이들에 비해 평균 20cm가 작습니다. 여기서 꼭 알아둘 것이 있습니다. 한두 가지 영양소가 아니라 전체적으로 영양이 균형을 이루어야 한다는 점입니다. 적절한 칼로리와 단백질, 비타민과 미네랄이 모두 중요합니다. 칼슘이 뼈 성장에 좋다고 칼슘 보충제를 먹이는 부모들이 있습니다. 저는 신자가 아니지만 '내일 먹을 것을 오늘 걱정하지 말라'는 성경 말씀은 우리 몸에도 그대로 적용됩니다. 우리 몸은 내일 쓸 칼슘을 저장하지 않습니다. 칼슘 부족증이 있다면 모를까, 과잉 섭취한 칼슘은 모두 소변으로 나가야만 합니다. 콩팥에 부담이 되는 거죠. 또 하나, 왜 그런지는 정확히 모르지만 어떤 영양소든 음식을 통해 섭취해야지, 보충제로 섭취하면 몸에 좋지 않은 것 같습니다. 신선한 채소와 과일을 통해 섭취한 비타민은 몸에 좋지만, 비타민제를 통해 섭취한 비타민은 오히려 몸에 나쁘다는 연구들이 있습니다. 고기, 생선, 달걀, 콩 등을 통해 양질의 단백질을 섭취해야지, 피자에 햄버거에 정크푸드를 잔뜩 먹고 따로 단백질 보충제를 먹는 건 한참 잘못된 겁니다. 셋째는 호르몬입니다. 성장호르몬이 가장 중요합니다. 역시 자연적인 방법으로 성장호르몬 분비를 촉진시키는 방법이 좋지, 주사를 맞는 방법은 권하지 않습니다. 자연적인 성장호르몬 분비 촉진법은 적절한 운동과 충분한 수면입니다. 요약하면 잘 먹고, 잘 자고, 잘 뛰어놀면 키가 큽니다.

◆ 키에 관한 거짓말

그런데 일단 키에 대한 집착에 사로잡히면 이렇게 상식적인 말에 결코 만족하지 못합니다. 그건 원칙일 뿐이고, 반드시 어떤 특별한 방법이 있을 거라 생각합니다. 편법이라 비난받든, 꼼수라 지탄받든 개의치 않습니다. 원칙대로 살면 손해를 봤던 역사에서 체득한 삶의 방식일까요? 이렇게 물불 안 가리는 심정이 되면 사기꾼들에게 속기 쉽습니다. 키를 크게 한다는 보약, 건강식품, 숨어 있는 키를 찾아준다는 마사지, 기 치료 같은 데다 아까운 돈을 씁니다. 이런 방법들은 전부 거짓말입니다. 과학적으로 검증되지 않았다는 뜻입니다. 그러니 속지 마세요.

거짓말이 아닌 것이 하나 있습니다. 성장호르몬 주사입니다. 본디 성장호르몬 결핍증 환자에게 쓰기 위해 개발되었지요. 하지만 성장호르몬 결핍증이 아닌 정상적인 아이도 성장호르몬을 맞으면 키가 큽니다. 예전에는 '어차피 자랄 키가 빨리 자랄 뿐 최종 신장은 변하지 않는다'고 생각했습니다. 하지만 이제는 최종 신장도 어느 정도 커질 거라고 생각합니다. 그러니 성장호르몬 주사는 확실히 키가 크는 방법입니다. 그러면 맞히면 되겠네요? 하지만 몇 가지 생각해볼 것이 있습니다.

우선 주사 자체가 완전히 안전하지는 않습니다. 관절이 붓고 아프거나, 두통이 생기거나, 당뇨병의 위험이 높아질 수 있습니다. 면역반응이 일어나거나, 드물지만 암의 일종인 호지킨 림프종을 유발하기도 합니다. 더 심각한 것은 심리적, 사회적 문제입니다. 키가 작은 것은 병이 아니고, 나쁜 것도 아닙니다. 그러나 장기적으로 거의 매일 주사를 맞는 아이는 스스로 환자라고 느끼거나, 키가 작은 것은 정상적이 아닌 것, 나쁜 것이라는 관념을 갖게 됩니다. 주사 비용이 만만치 않은 것도 문제입니다. 보통 성장호르몬 치료비로 1년에 1,000만 원을 잡습니다. 부잣집 아이들은 치료를 받아 키가 커지고, 가난한 아이들은 키가 작은 상태에 머무른다면 머지않은 미래에는 정말로 키가 사회적 신분을 나타내는 지표가 될지도 모릅니다.

◆ 삶은 우리에게 주어진 가장 큰 선물입니다

아이에게 무엇을 기대하나요? 모든 부모의 바람은 자녀가 행복하게 사는 것입니다. 행복은 어디에 있나요? 자신에게 만족하고, 현재에 집중하며, 어려운 이웃을 도와 함께 살아가는 것이 행복입니다. 돈만 있다면, 좋은 대학만 나온다면, 저 차만 몬다면, 저 명품백만 든다면 하는 식으로 '조건부 행복'을 추구해서는 영원히 행복해질 수 없습니다. 사람의 욕망은 끝이 없기 때문에 조건도 끝이 없거든요. '키가 조금만 더 크다면', '코가 조금만 더 높다면' 같은 조건 또한 고급차나 명품백에 대한 욕망과 하나도 다를 것이 없습니다. 하나가 충족되면 곧바로 다른 욕망이 고개를 듭니다. 욕망의 노예가 되는 겁니다.

윤리학자 마이클 샌델은 《완벽에 대한 반론》에서 '선택하지 않은 것을 열린 마음으로 받아들이는 태도'를 제안합니다. 우리의 생명과 삶, 능력과 성취는 '선물로서 주어진 것giftedness'이며, 자유로워지려면 '자신의 기원을 인간 마음대로 할 수 없는 어떤 시초'에 두어야 한다는 것입니다. 선물로 주어진 삶을 기획하고, 지배하고, 틀에 맞추려고 할 것이 아니라 경외하고, 감사하고, 있는 그대로 바라보라는 겁니다. 또래보다 작다고 몇 년씩 매일 호르몬 주사를 맞혀 부모가 정한 기준에 드는 아이를 '만들어'낸다면 대체 그건 뭘까요? 특정 대학, 무슨 과를 보내기 위해 어려서부터 경시대회 입상기록을 모으고, 돈을 주고서라도 봉사실적을 쌓아 아이의 삶을 '기획'하는 건 뭘까요? 1kg짜리 광어만을 길러 출하시키는 양어장이나, 근수가 많이 나가는 소를 키우기 위해 항생제며 호르몬을 먹이는 목장과 다를 게 뭔가요? 그것이 자녀의 행복과 자유를 보장해줄까요?

　세상이 아름다운 것은 다양하기 때문입니다. 봄에 피는 꽃이 있는가 하면 가을에 피는 꽃도 있고, 심지어 겨울에 피는 꽃도 있습니다. 사람도 마찬가지죠. 잘생긴 사람이 있는가 하면 조금 못난 사람도 있고, 공부 잘하는 사람, 운동 잘하는 사람, 딱히 잘하는 게 없는 사람도 있습니다. 키 큰 사람이 있으면 작은 사람도 있고, 뚱뚱한 사람, 얼굴에 점이 있는 사람, 머리가 곱슬곱슬한 사람도 있고요. 그러나 모든 사람은 고귀하며 반드시 사회에 쓸모가 있습니다. 이런 사람들이 어울려 함께 울고 웃고 기대어 사는 것이 진정 아름다운 세상입니다. 키가 작다고 고민하는 아이에게 부모나 의사가 성장호르몬을 권하는 대신, 이런 말을 들려주는 모습을 보고 싶습니다.

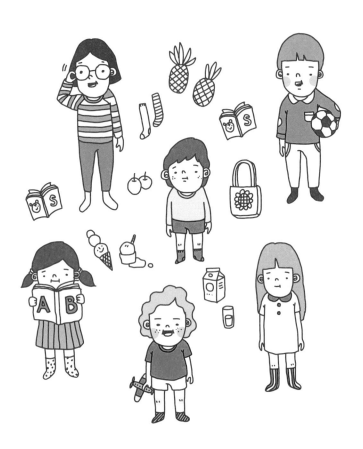

다양한 사람들이 어울려 함께 울고 웃고 기대어 사는 것이
진정 아름다운 세상입니다.

왜 남자가 여자보다 키가 클까요?
성조숙증

보통 남자가 여자보다 키가 크지요? 물론 아주 키가 큰 여성도 있고, 아담 사이즈인 남성도 있습니다. 평균적인 키를 말하는 겁니다. 그런데 그 이유가 뭘까요? '내 참, 별 싱거운 사람 다 보겠네. 그렇게 타고난 거지. 그게 무슨 이유가 있나?' 이런 소리가 들리는 듯합니다. 하지만 이 문제를 잘 들여다보면 요즘 뜨거운 이슈인 성조숙증과 성장에 관해 매우 유용한 사실을 알 수 있습니다.

사춘기 얘기로 시작해볼까요? 사춘기는 '思春期'라고 씁니다. 생각 사思, 봄 춘春, 때 기期, 즉 '봄을 생각하는 시기'라는 뜻입니다. 여기서 봄이란 꽃피는 봄을 가리키는 게 아니고, '생식을 위한 행동'을 가리킵니다. 점잖은 자리라 굳이 예를 들지는 않겠습니다만, 같은 뜻으로 쓰이는 단어들이 몇 가지 있습니다. 즉, 사춘기란 생물학적으로 자손을 남길 준비가 갖춰지는 시기입니다.

모든 생물의 절대명제는 스스로 생존하는 것과 후손을 남기는 것입니다. 자신의 유전자를 영원토록 이어가는 것이 생명현상의 가장 중요한 의미인 것처럼 보일 정도입니다. 우리는 스스로 유전자의 주인이라고 생각하지만, 어떻게 보면 유전자의 목적을 달성하기 위한 도구에 불과한 게 아닌가 싶기도 합니다. 기나긴 진화의 역사 속에서 우리 인간의 생물학적 특징이 거의 갖춰진 때는 언제일까요? 인류가 살아온 내력을 문자로 기록하기보다 훨씬 전입니다. 로마시대에 인간의 평균수명이 25~35세였다니, 선사시대에는 오죽했을까요? 물론 더 길었을 거라는 주장도 있습니다만, 40세를 넘기는 사람은 드물었을 겁니다. 인생이 이토록 짧고 덧없으니 유전자도 마음이 급합니다. 인간의 생이 끝나기 전에 재빨리 후손을 이으려고 하지요. 하지만 아무리 급해도 바늘허리 매어 쓰진 못하죠? 유전자도 그 정도는 압니다. 그래서 일단 생존에 적합하지 않은 개체, 허약한 개체들이 저절로 떨어져 나갈 때까지 10년쯤 기다립니다. 10년을 살아남았다면 쓸 만한 녀석들로 생각하여 후손을 이을 준비를 시킵니다. 생식기관을 자극하고, 몸의 크기를 키우고, 끊임없이 '생식을 위한 행동'을 생각하도록 부채질합니다. 그래서 사춘기가 괴로운 겁니다. 모두 유전자 탓이니 야단치거나 자책할 필요 없습니다.

◆ 사춘기 성장의 지표들

좀 거칠게 말하면 생물학적으로 남성은 씨를 뿌리는 것 외에 별로 하는 일이 없습니다. 사춘기도 단순 투박합니다. 하지만 여성은 몸속에서 아기를 잉태하여 키우고, 목숨을 걸고 아기를 낳고, 태어난 아기를 젖을 먹여 길러야 합니다. 그래서 여성의 사춘기는 훨씬 섬

세하고 복잡합니다. 아기가 살아갈 공간과 태어날 때 나올 통로를 확보하기 위해 골반이 커지고, 젖을 내기 위해 유방이 발달합니다. 모든 준비가 갖춰지면 난소에서 배란이 일어나고, 자궁 속은 수정이 일어날 경우 수정란이 포근하고 안전하게 살아갈 수 있도록 내막이 두꺼워져 폭신한 솜이불을 깐 것 같은 상태가 되지요. 수정이 일어나지 않으면(아까비!) 내막은 떨어져 나와 몸 밖으로 배출되는데 이것이 바로 월경입니다. 지금까지 설명한 현상들이 사춘기에 일어나는 중요한 사건들입니다. 여기서 성조숙증과 성장에 관해 생각할 때 중요한 지표는 유방 발달, 키의 급속한 성장, 그리고 초경입니다.

잠깐! 음모는요? 좋은 질문입니다. 음모는 보통 다른 사춘기 징후들과 함께 나타나기 때문에 음모가 곧 사춘기의 시작이라는 믿음이 널리 퍼져 있습니다. 심지어 의학적으로 성적 성숙도를 판단할 때 지표로 삼기도 합니다(태너Tanner 척도라고 합니다). 그러나 엄밀히 말하면 음모는 사춘기와 큰 관계가 없습니다. 난소에서 만들어지는 여성호르몬이나 고환에서 만들어지는 남성호르몬과 아무런 관계가 없다는 뜻입니다. 음모는 부신 안드로겐이라는 호르몬 때문에 돋아납니다(겨드랑이 털도 마찬가지입니다). 유방 발달 등 사춘기 징후보다 몇 년 먼저 나타날 수도 있고, 나중에 나타날 수도 있습니다. 아주 어린 나이에 생기는 수도 있지요. 어쨌든 음모는 몇 살에 생기든, 혹은 생기지 않든, 사춘기나 성조숙증과 연관하여 생각할 필요는 없고 심각한 문제가 되는 경우도 거의 없습니다.

그럼 음모는 빼고 유방 발달, 키의 급속 성장, 초경만 생각하면 되겠지요? 세 가지 중 가장 먼저 나타나는 것은 유방 발달입니다. 성조숙증인지 아닌지도 유방을 보고 판단합니다. 구체적으로 만 8세 이전에 유방이 발달하면 성조숙증이라고 합니다. 유방이 발달하고 보통 1년 정도 지나면 키가 급속히 크기 시작합니다. 유방이 발달하고 2년 반에서 3년이 지나면 초경이 시작됩니다. 초경은 크게 축하할 일이지요. 하지만 아쉽게도 급속성장이 거의 끝났다는 신호이기도 합니다. 개인차가 많지만 초경 후에는 키가 2.5~10cm 정도 더 크고 성장이 중단됩니다. 정리해볼까요? 예컨대 10세경에 가슴이 나오면 사춘기 시작, 11세경부터 키가 부쩍 크기 시작하여 12.5~13세에 초경이 시작될 때까지 쑥쑥 산다고 생각하면 됩니다.

그럼 남자는요? 남자아이들은 유방이 나오지 않지요? 그래서 고환을 봅니다(앗, 창피!). 사춘기 전 고환의 크기는 가장 긴 직경 기준 2.5cm 이하입니다. 이 크기가 3cm 이상으로 증가한다면 사춘기가 시작됐다고 봅니다. 난소도 비슷하겠지만 초음파검사를 해야만 크기를 측정할 수 있으므로 유방을 보는 겁니다. 남자는 사춘기가 늦지요? 고환의 성장은 대개 10~13세 사이에 시작됩니다. 따라서 남자는 9세 이전에 사춘기가 시작되면 성조숙증이라고 합니다.

꼭 알아둘 것이 있습니다. 남자아이의 성조숙증은 치료를 요하는 심각한 문제일 가능성이 크므로 철저히 검사해야 합니다. 다만 남자아이의 성조숙증이 별로 많지 않고, 최근 들어 늘어나지도 않기 때문에 큰 논란이 되지 않는 겁니다. 최근 들어 성조숙증이 많이 늘

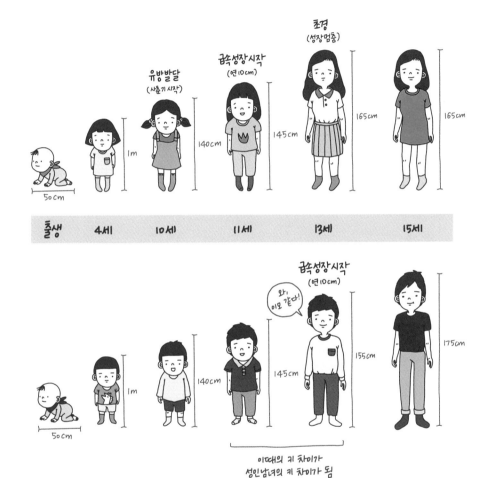

유방발달
(사춘기 시작)

급속성장시작
(연10cm)

초경
(성장멈춤)

1m

140cm

145cm

165cm

165cm

50cm

| 출생 | 4세 | 10세 | 11세 | 13세 | 15세 |

급속성장시작
(연10cm)

와,
이모 같다!

1m

140cm

145cm

155cm

175cm

50cm

이때의 키 차이가
성인남녀의 키 차이가 됨

＊그림은 단순화시킨 것으로 실제 수치와는 많이 다릅니다.

어났다는 말은 여자아이들을 가리키는 겁니다. 가장 중요한 사실은 성조숙증이 엄청난 문제이고, 당장 치료해야 할 것처럼 떠들어대는 일부의 주장은 장삿속인 경우가 많다는 겁니다. 대부분의 경우 큰 걱정을 할 필요가 없고, 복잡한 검사를 할 필요는 더욱 없으며, 몇 년씩 호르몬 주사를 맞을 필요는 더더욱 없습니다. 다음 글에서 더 자세히 설명하겠습니다.

◆ 여자친구가 이모처럼 변하는 이유

그럼 문제의 답을 알아봐야지요? 왜 남자가 여자보다 키가 클까요? 남자는 사춘기가 늦게 시작되기 때문입니다. 지금도 그렇지만 어렸을 때 저는 약간 꺼벙해서 주변에서 무슨 일이 일어나는지 잘 모르고 살았습니다. 그 와중에도 선명한 기억이 하나 있습니다. 긴 겨울 방학을 마치고 초등 5학년 교실을 찾아갔는데 꼬맹이 때부터 알던 여자아이들이 죄다 이모들처럼 보여 몹시 당황했지요. 그 애들 중 하나가 이름을 부르기에 얼떨결에 "네?"라고 대답했다가 몇 년간 친구들 사이에서 아주 체면을 구겼지요. 여자아이들은 11세경, 즉 초등 5학년 때부터 급속성장이 일어납니다. 남자아이들은 평균 2년이 늦어 13~14세부터 키가 쑥쑥 자랍니다. 사춘기 자체는 여자든 남자든 3~4년 지속됩니다. 그 3~4년간 성장속도도 남녀가 거의 같습니다. 문제는 11세부터 13세까지, 즉 여자아이들이 쑥쑥 자라 이모처럼 변할 때, 꼬맹이 같은 남자아이들도 조금씩은 키가 자란다는 겁니다. 사람의 키는 사춘기 전에 연평균 5cm, 사춘기 동안에는 연평균 10cm 이상씩 자랍니다. 남성과 여성의 성인 신장이 약 12.5cm 정도 차이가 나는 것은 남자가 사춘기 전에 2년간 더 성장하기 때문입니다. 그래서 성인이 되어 다시 만나면 이모처럼 생각했던 여성이 생각보다 훨씬 작았다는 사실을 깨닫게 되는 거지요.

성조숙증은 정말 심각한 병일까요?

우선 이 글은 여자아이들의 성조숙증에 관한 글입니다. 남자아이들의 성조숙증은 늘고 있지 않지만, 항상 심각하게 생각해야 한다고 앞에서 말씀드렸지요? 사춘기는 유방 발달 → 키의 급속 성장 → 초경의 순서로 진행된다고 했습니다. 여자아이들은 보통 10세 무렵에 가슴이 나오고(사춘기 시작), 11세쯤부터 키가 부쩍 커지며, 12.5~13세에 초경이 시작되면서 급속성장이 끝납니다. 성조숙증 여부는 유방을 보고 판단하는데, 만 8세 이전에 유방이 발달하면 성조숙증이라고 합니다.

◆ 정말 환경호르몬 탓일까?

최근 몇 년간 성조숙증이 늘고 있다는 보도가 이어집니다. 언론은 쇼킹한 걸 좋아하죠. 성조숙증 기사에는 으레 환경호르몬이나 고기에 포함된 성장촉진용 호르몬 얘기가 따라붙습니다. 이런 보도는 어디까지 사실일까요? 일단 성조숙증이 늘고 있는 건 분명합니다. 그런데 수많은 연구에도 불구하고 환경호르몬과 관련이 있다는 확실한 증거는 아직 없습니다. 이렇게 말하면 어떤 분들은 화를 냅니다. 그렇게 당연한 걸 아니라고 하면 어떻게 하느냐는 거죠. 식품회사나 화학회사 등 거대자본의 음모를 의심하기도 합니다. 그런데 그게 과학입니다. 과학에서 당연한 것은 없습니다. 과학은 뭐든 의심하고, 연구합니다. 아무리 그렇게 믿고 싶어도 증거가 없으면 그냥 없다고 합니다. 물론 사람은 믿고 싶은 것만 믿는 동물이기 때문에 '증거 없음'으로 설득시키기란 여간 어렵지 않지요. 나중에 증거가 발견될 수도 있지만 어쨌든 없는 걸 있다고 할 수는 없습니다.

그럼 왜 성조숙증이 늘어날까요? 많은 의사가 비만 때문이라고 생각합니다. 요즘 아이들이 비만해지고 있다는 건 의심의 여지가 없습니다. 비만해진다는 건 지방세포가 커지거나 숫자가 늘어난다는 뜻입니다. 사춘기란 생물학적으로 자손을 남길 준비를 갖추는 시기라고 했지요? 여성이 아기를 잉태하여 10개월간 무사히 키우려면 영양 상태가 좋고 건강해야 합니다. 인간의 유전자가 형성되던 먼 옛날에 우리 조상들은 항상 먹을 것이 부족했을 겁니다. 집단 전체를 볼 때 어느 정도 영양 상태가 좋은 여성만 아기를 갖는 것이 합리적이었겠지요. 영양 상태를 무엇으로 알 수 있을까요? 지방이 어느 정도 이상 몸에 축적된다면 영양 상태가 좋다고 볼 수 있을 겁니다. 그래서 여성은 몸속에 지방이 늘어나면 사춘기가 시작되어 아기를 갖도록 진화한 거지요. 구체적으로 지방세포에서는 렙틴leptin이라는 호르몬이 분비됩니다. 여성에게는 렙틴이 사춘기 호르몬의 분비를 촉진하며, 렙틴이 부족하면 사춘기가 시작되지 않는다는 연구가 많습니다. 재미있는 건 남성의 사춘기는 렙틴과 별로 상관이 없다는 점입니다. 오히려 비만인 남자아이는 사춘기가 늦어지는 경향이 있습니다. 남자는 살이 찔 겨를이 없을 정도로 부지런히 돌아다니며 먹을 것을 구해와야 쓸모가 있고, 후손을 이을 가치가 있다는 의미일까요? 이런 사실은 현재의 성평등 사상과는 맞지 않지만 어쨌든 우리는 그렇게 진화해왔다고 볼 여지가 있습니다.

성조숙증이란 다른 말로 하면 사춘기가 빨리 시작된다는 뜻입니다. 사춘기의 문제는 뭔가요? 한마디로 충동은 늘어나는데 그 충동을 조절할 능력은 아직 성숙하지 않은 겁니다. '질풍노도의 시기'라고 하잖아요. 신체적 능력은 최고조에 달해 자신감이 넘치는데 자신을 객관적으로 보는 능력은 부족하지요. 또한 현대는 청소년에게 늦게 성숙하기를 강요하면서, 가족과 공동체가 약화하여 그들을 올바른 방향으로 이끌 역량은 부족한 시대입니다. 돈이 모든 가치의 척도가 되고, 정보가 범람하면서 유혹은 그야말로 모든 곳에 존재합니다. 이런 요인들이 합쳐져 일탈이나 비행이 자주 일어나고, 정신질환도 일생 중 어떤 시기보다 많이 생깁니다.

◆ **성조숙증은 질병이 아닙니다**

다른 나라와 우리를 비교하기는 싫지만, 서양에서는 자녀에게 성조숙증이 생기면 부모들이 이런 쪽에 더 신경을 씁니다. 충격을 받거나 우울증이 생기는 등 정서적인 어려움은 없는지, 친구들과 변함없이 잘 어울리는지, 가족과 소원해지지는 않는지가 일차적인 관심사입니다. 우리는 어떤가요? 키에만 신경을 씁니다. 키가 크고 얼굴이 예쁘면 물론 보기 좋지요. 하지만 그것이 인간의 가치를 결정하는 건 아닙니다. 옛날 어른들은 눈의 착각을 경계하는 말을 많이 하셨어요. "키 큰 녀석은 싱겁다"든지, "너무 예쁘면 얼굴값을 한다"라는 말은 누군가를 비난하려는 것이 아니라, 그런 특성을 갖추지 못한 대부분의 사람들에게 용기를 주면서 그것을 넘어서는 가치를 추구하라는 메시지입니다. 지금은 그런 말 대신 "키나 용모도 경쟁력"이라든지, "나중에 취업이나 결혼을 할 때까지 문제가 된다"라고 합니다. 한번 생각해보세요. 그게 자녀에게 할 말인가요? 세상이 그러니 어쩔 수 없다고요? 나부터 그렇게 말하고 믿기 때문에 세상이 그렇게 된 건 아닐까요?

성조숙증이 있으면 키가 안 크고, 그러면 아이의 앞길을 망친다는 부모의 마음은 절박하기 짝이 없습니다. 세상에서 가장 속기 쉬운 사람이 누군지 아세요? 절박한 사람입니다. 사람이 절박해지면 평정심을 유지하지 못합니다. 평생 과학이나 의학에 몸담은 사람도 불치병에 걸리면 검증되지 않은 치료에 매달리거나, 심지어 귀신을 쫓는다고 굿을 하기도 합니다. 진짜 귀신이 누군지 아세요? 돈 냄새를 맡는 사람들입니다. 귀신같이 그 틈을 파고들지요. 포털에서 '성조숙증'으로 검색해보세요. 상업광고가 넘쳐납니다. 그 아래 뉴스도 있지요. 가만히 보세요. 특정 업체가 반복적으로 '뉴스'에 나옵니다. 돈 주고 기사를 산 겁니다. 요즘은 너무 허튼소리를 하면 장사가 안 돼요. 어디서 주워들은 말은 있어서 초경을 늦춘다는 광고를 합니다. 정밀검사를 하라고 부추깁니다. 정말 정밀검사와 치료가 필요할까요?

《우리 아이 성조숙증 거뜬히 이겨내기》란 책이 있습니다. 미국을 대표하는 소아내분비학 교수가 쓴 책입니다. 이 책의 결론은 두 가지입니다. ① 성조숙증으로 병원을 찾는 아이 중에 진짜 성조숙증은 상당히 드물다. 진짜 성조숙증이라고 해도 정밀검사가 필요한 경우는 더욱 드물고, 치료가 필요한 경우는 더더욱 드물다. ② 진짜 성조숙증인 아이들도 대부분 치료받지 않아도 정상 신장(키)에 도달한다. 헉! 정말인가요? 예, 정말입니다.

성조숙증인데도 대부분 정상 신장에 도달하는 이유는 진단 시에 이미 키가 평균보다 크고, 사춘기 급속성장 기간이 더 길기 때문입니다. 물론 아주 키가 작아져 사회생활에 지장을 겪을 위험이 있다면 치료해야 합니다. 즉, ① 6세 이전에 사춘기가 시작된 경우 ② 6세 이후에 시작되었더라도 급속히 진행하는 경우 ③ 처음 진료실을 찾았을 때 신장이 평균 이하인 경우입니다. 그런데 급속히 진행하는지 어떻게 알죠? 방법은 하나뿐입니다. 정기적으로 관찰하는 겁니다. 처음 진료 시 급속히 진행할지 알 수 없기 때문에 4~6개월 뒤에 다시 진료실을 방문하여 진찰을 받아야 합니다. 여기서 문제가 생깁니다. 우리는 성격이 급해서 대부분 몇 개월씩 기다리지 못합니다. 진료실을 나가는 순간 온갖 상업광고와 공포 마케팅이 밀려듭니다. 혹시나 해서 찾아가면 바로 이런 얘기를 듣습니다. "6개월을 어떻게 기다려요? 그러다 아이 난쟁이 되는 꼴 보시려구요?" 부모는 안도의 한숨을 내쉽니다. '아, 역시 여기 찾아오길 잘했어!' 그리고 '정밀검사'를 받고 눈물이 찔끔 날 정도로 값비싼 약과 키를 크게 해준다는 건강식품을 한 아름 사서 집으로 갑니다.

누구 말이 옳은지 모르겠다고요? 한번 생각해보세요. 뭔가를 파는 사람 말이 맞을까요, 아무것도 팔지 않고 안심하라고 일러주는 사람 말이 맞을까요?

성조숙증은 '조기에 잡지 않으면 생명이 위험한' 질병이 아닙니다. 4~6개월 정도 기다려 진행 속도를 정확히 평가한 후 치료를 결정해도 문제가 되지 않아요. 그래도 키가 걱정된다고요? 어린 나이에 매달 주사를 맞고 검사를 받으면서 스스로 '환자'라는 인식을 갖는 아이의 마음은 생각해보셨나요? 이 아이들이 은연중에 '키 작은 녀석은 루저'라고 생각하기 때문에 점점 세상이 각박해지는 건 아닐까요? 우리는 세상 탓을 하지만, 세상은 결국 우리가 만들어가는 겁니다.

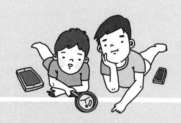

'왜 이렇게 병이 낫지 않느냐, 나만 유난히 심하다', 등 부정적인 생각에 사로잡히지 마세요. 한 방에 해결해준다는 비방을 찾아다니지 마세요. 원칙과 기본에 충실하면서 약간의 부지런함과 정성을 투자하면 대부분의 병이 좋아집니다.

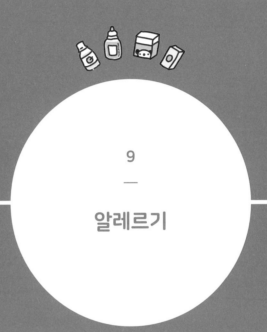

9

—

알레르기

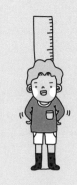

소름 끼치는 가려움, 알레르기

기나긴 겨울이 물러갈 때쯤 되면 사람들은 봄을 맞을 생각에 가슴이 설렙니다. 춥고 길었던 겨울이 물러간다는 생각만 해도 힘이 납니다. 하지만 마냥 반가워할 수만은 없습니다. 봄과 함께 알레르기도 찾아올 테니까요. 알레르기 비염이 심한 어린이들은 빠르면 2월부터 벌써 코가 가렵고 재채기가 나며, 콧물이 줄줄 흐릅니다. 알레르기 결막염이 함께 있는 경우도 많지요. 눈물이 나고 눈 주위가 가렵습니다. 보통 가려운 게 아닙니다. 주먹을 꼭 쥐고 안간힘을 쓰면서 참아보지만, 어느새 손이 눈가로 갑니다. 한 번 비비면 시원함과 동시에 가려움이 곱빼기가 됩니다. 몇 번 비비면 눈이 빨개지고 심한 아이들은 결막이 부어 조갯살처럼 비어져 나옵니다. 피눈물을 흘리기도 합니다. 비염과 결막염으로 죽지는 않지만 삶의 질은 바닥으로 떨어집니다. 염증이 계속되기 때문에 몸이 처지고 피곤합니다. 코가 막히고 눈이 가려워 잠도 제대로 잘 수 없습니다. 공부에 집중할 수도 없습니다. 이차 감염이 되어 세균성 결막염이나 축농증이 생기기도 합니다.

알레르기를 사전에서 찾아보면 "어떤 외래성 물질과 접한 생체가 그 물질에 대해 정상과는 다른 반응을 나타내는 현상"이라고 정의되어 있습니다. 쉽게 말해, 다른 사람은 꽃가루가 날려도 아무렇지 않은데 나는 코가 가렵고 재채기가 난다, 다른 집 아이들은 새우를 맛있게 잘만 먹는데 우리 집 아이는 새우만 먹으면 쌕쌕거리고 숨 쉬기가 힘들어진다, 이런 증상입니다. 알레르기는 계속 늘고 있습니다. 자연과 멀어진 삶, 항생제, 대기오염 같은 것을 지목하지만 사실 가장 유력한 원인은 지구온난화입니다. 전체적으로 기온이 오르면서 식물이 싹을 틔우고 꽃가루를 날리는 기간이 계속 길어집니다. 우리나라도 예외는 아닙니다. 알레르기 비염은 1980년대 초 2.2~5.2%에 불과했지만 1999년 어린이 15.5%, 성인 19.3%로 급증했고, 2012년 조사에서는 7~9세 어린이 중 알레르기 비염 증상을 호소한 아이가 34.0%였습니다.

◆ 스테로이드에 대한 기본 지식

알레르기의 대표적인 병은 아토피, 천식, 알레르기 비염, 알레르기 결막염입니다. 이 네 가지 병은 사실 하나라고 볼 수 있습니다. 알레르기 체질이 있는 아이의 증상이 피부로 나타나면 아토피, 기관지로 나타나면 천식, 코로 나타나면 비염, 눈으로 나타나면 결막염이 되는 거죠. 한 아이가 유아기에는 아토피, 학교 다니기 전에는 천식, 학교 다니면서는 알레르기성 비염과 결막염 등을 차례로 앓는 경우도 많습니다. 이런 현상을 '알레르기 행진allergic march'이라고 합니다. 순서대로 다루지 않고 비염과 결막염 얘기를 먼저 하는 것은 학생들 때문입니다. 특히 입시를 앞둔 학생이 알레르기에 된통 당하면 두세 달이 금방 가버립니다. 병원을 운영할 때 저는 고3이 되는 친구들에게 2월부터 찾아오라고 신신당부를 하고, 나중에는 아예 집에 전화를 해서 증상이 시작되기 전에 병원에 오라고 했습니다. 미리 병원에 가면 무슨 뾰족한 수가 있을까요? 있지요.

알레르기의 특효약은 스테로이드입니다. "뭐라고, 스테로이드? 그 악명 높은? 이 양반 사람 잡겠네!" 하는 비난이 벌써 귀에 들리는 듯합니다. 물론 스테로이드는 100% 안전한 약이 아니지만 지나치게 불안해할 필요도 없습니다. 의사의 지시대로 정확히 쓰면 됩니다. 약이란 좋은 것도 아니고, 나쁜 것도 아닙니다. 칼은 어떤가요? 같은 칼이라도 강도가 들면 생명을 해치는 무기가 되고, 외과의사의 손에 들어가면 사람을 살리는 도구가 됩니다. 칼 자체는 좋은 것도, 나쁜 것도 아닙니다. 어떻게 쓰느냐에 달린 겁니다. 스테로이드도 그와 같습니다. 남용하면 건강을 해치는 독이 되지만, 적절하게 잘 사용하면 알레르기를 다스리는 특효약이 됩니다. 적절히 잘 사용한다는 게 무슨 뜻일까요? 알레르기에 있어서는 '국소요법'을 쓰는 겁니다.

스테로이드를 먹거나 주사로 맞으면 전신으로 퍼집니다. 알레르기 비염이라면 코가 문제니까 코로만 가면 좋겠는데, 온몸으로 퍼져 원치 않은 부작용을 일으킵니다. 하지만 국소요법이 개발되면서 이 문제가 대부분 해결되었습니다. 아토피는 피부가 문제니까 연고로 만들어 바르고, 천식은 기관지가 문제니까 미세한 가루나 증기로 만들어 들이마시고, 비염은 코가 문제니까 스프레이로 만들어 콧속에 뿌리고, 결막염은 눈이 문제니까 안약으로 만들어 눈에 떨어뜨리자는 겁니다. 그러면 피부와 기관지와 코와 눈에만 작용하고 다른 곳으로 가지 않으니 부작용이 거의 없을 거라는 아이디어입니다. 직접 써보니 다 그런 것은 아니었습니다. 피부와 눈은 스테로이드에 민감합니다. 그래서 스테로이드 연고나 로션은 조심스럽게 발라야 하고, 스테로이드 안약은 되도록 쓰지 않는 게 좋습니다. 하지만, 코에 뿌리는 스프레이와 숨 쉴 때 들이마시는 흡입제는 많은 연구를 통해 매우 안전하다는 사실이 입증되었습니다. 천식은 흡입제만 써서는 안 되는 경우도 많지만, 알레르기 비염은 코에 뿌리는 스테로이드가 거의 항상 효과를 봅니다.

◆ 가려움을 잡는 법

이제 기본은 알았습니다. 그럼 소름 끼치는(?) 가려움을 어떻게 잡는지 알아봅시다. 일단 알레르기 증상이 심해져서 코가 막히고 눈이 가려워 잠도 제대로 잘 수 없다면 여러 가지 방법을 함께 사용해야 합니다. 우선 항히스타민제를 복용합니다. 항히스타민제는 1세대와 2세대가 있는데 가장 큰 차이는 졸음입니다. 1세대는 졸립니다. 따라서 졸리지 않은 2세대 항히스타민제를 먹는 게 좋습니다. 그러면서 코에 뿌리는 스테로이드를 꾸준히 사용해야 합니다. 입으로 먹는 약은 꿀꺽 삼키면 그만이지만, 코에 뿌리는 약은 익숙하지 않지요? 뿌리는 방법을 잘 배워야 제대로 사용할 수 있습니다. 저는 환자에게 약을 받아 다시 진료실로 오라고 해서 제 콧속에 직접 뿌리면서 시범을 보여줬습니다. 시범을 보인 후에는 그 자리에서 뿌려보게 하고, 다음번 병원에 올 때도 약을 가지고 와서 제 앞에서 뿌려보라고 했지요. 그만큼 교육이 중요합니다.

코가 완전히 막히고 콧물이 줄줄 나오면 약을 뿌리기가 쉽지 않을 수 있습니다. 약을 뿌린 후에는 숨을 깊이 들이마셔야 하는데 이것도 불가능합니다. 이때 코를 바로 뚫어주는 약이 있습니다. 바로 '비점막 충혈 제거제'입니다. 이 약을 콧속에 뿌리면 대개 10분, 늦어도 30분 이내에는 아무리 심하게 막힌 코도 기적처럼 뚫립니다. 코가 뚫린 후에 스테로이드를 뿌려주면 됩니다. 비점막 충혈 제거제의 효과는 대략 12시간 갑니다. 코가 너무 심하게 막혀 잠을 자기 힘든 경우에도 아주 좋지요. 그런데 너무 좋은 약은 항상 부작용이 따르게 마련입니다. 이 약도 일주일 이상 쓰면 오히려 처음보다 코가 더 막힙니다. 따라서 일단 증상이 좋아진 후에는 스테로이드만 열심히 뿌려서 충혈 제거제를 쓰지 않아도 될 정도로 유지하는 데 최선을 다해야 합니다. 증상이 좋아지지 않더라도 7일 이상은 쓰지 않는 게 원칙입니다.

코는 그렇다 치고, 눈은 어떻게 하죠? 알레르기 결막염의 문제는 가렵다는 겁니다. 얼마나 심한가 하면, 어른도 잠을 자지 못할 정도로 가렵습니다. 가려움증을 가라앉히는 게 지상 목표입니다. 이때는 눈에 넣는 항히스타민제를 씁니다. 항히스타민 안약은 비교적 안전합니다. 하루 2~4회 넣도록 되어 있지만, 가려움증을 참을 만할 때까지 더 자주 넣어도 됩니다. 그러면서 냉찜질을 병행합니다. 얼음은 물이 줄줄 흐르니까 작은 음료수병을 깨끗이 씻어 물을 넣은 후 얼리거나 냉장고에 넣어두었다가 눈에 대면 좋습니다. 3~4개를 준비해서 번갈아 쓰세요. 냉찜질을 한두 시간 하면 가려움이 그런대로 참을 만해집니다. 그때부터는 안약을 계속 쓰면서 가려울 때마다 냉찜질을 합니다. 알레르기 비염이 같이 있다면(대부분 그렇습니다) 코에 뿌리는 스테로이드를 열심히 써야 합니다. 비염이 좋아지면서 주변 조직의 민감성이 떨어져 눈도 함께 좋아지기 때문입니다.

치료는 언제까지 해야 할까요? 그건 의사보다 환자와 보호자가 잘 관찰해서 알아내야 합니다. 알레르기 비염이 2월 말에서 3월 초에 시작되어 봄철 내내 계속되는 아이라면 증상이 시작되기 전, 즉 2월 15일 정도에 약을 타서 여름이 올 때까지 계속 뿌립니다. 앞에서도 말했지만 특히 입시생은 알레르기를 잘 관리하면 귀중한 시간을 아끼고 능률을 유지할 수 있습니다. 머리를 맑게 해준다는 둥, 시험을 잘 보게 해 준다는 둥 희한한 약에 속지 마시고 아이에 맞게 기본적인 건강 관리를 해주시길 바랍니다.

왜 약이 안 들을까요?
알레르기 비염

알레르기 비염의 증상은 콧물, 재채기, 가려움 등이지만 제일 괴로운 것은 코막힘입니다. 잠을 잘 수가 없으니까요. 게다가 콧물, 재채기, 가려움은 먹는 약으로도 꽤 효과를 보지만, 코막힘은 잘 듣지 않습니다. 코막힘에도 좋은 효과를 보이는 거의 유일한 약이 코에 뿌리는 스테로이드입니다. 그래서 스테로이드는 알레르기 비염의 특효약입니다. 그러면 이제 알레르기 비염으로 고생하는 사람이 없어졌을까요? 실상은 그렇지 않습니다. 알레르기 환자는 여전히 많고, 심지어 계속 늘고 있습니다. 물론 제대로 된 약을 처방받지 못한 경우도 있습니다. 하지만 코에 뿌리는 스테로이드를 처방받은 사람도 여전히 알레르기로 고생을 합니다. 어떻게 된 걸까요? 이렇게 안 듣는 경우가 많다면 '특효약'이라고 할 수 없는 게 아닐까요? 그렇지 않습니다. 정말로 스테로이드가 안 듣는 경우도 있겠지만, 대부분 다음과 같은 원인 때문에 효과를 보지 못하는 겁니다.

◆ 스테로이드가 안 듣는 진짜 이유

① 코에 뿌리는 스테로이드는 바로 효과가 나타나는 약이 아닙니다. 보통 3일 정도 써야 슬슬 효과가 나타나기 시작합니다. 최고의 효과를 보려면 꾸준히 1~2주간 매일 뿌려야 합니다. 하루이틀 쓰다가 효과가 없다고 중단하거나, 뿌리는 걸 잊어버리거나, 혹은 귀찮다고 썼다 안 썼다 하면 효과를 볼 수 없습니다. 어린이는 부모가 챙겨줘야 합니다. 코에 뿌리고 나서 어린이와 함께 달력에 동그라미 표시를 해보세요. 5일 연속 동그라미가 그려지면 조그만 상을 주는 겁니다. 이런 방법을 쓰면 증상도 좋아지고, 성취감도 느낄 수 있습니다.

② 열심히 뿌리긴 하는데 방법이 잘못되었습니다. 분무제를 뿌릴 때는 비강(콧구멍)이 뚫린 방향과 평행하게 뿌리고, 깊이 들이마셔야 합니다. 그래야 약이 콧속 깊숙한 곳까지 들어가면서 점막에 고루 달라붙어 효과를 발휘합니다. 그런데 비중격, 즉 콧구멍 사이에 있는 벽을 향해 뿌리는 사람이 많습니다. 이렇게 하면 약이 모두 코 가운데 벽에 달라붙어 안쪽으로 들어가지 못합니다. 효과가 없을 수밖에 없지요. 게다가 비중격 쪽에는 혈관이 아주 많습니다. 분무제를 뿌릴 때 압력에 의해 자극을 받는 데다, 스테로이드 자체가 혈관 벽을 약하게 만들기도 합니다. 따라서 비중격을 향해 며칠 뿌리면 코피가 날 수 있습니다. 코피 때문에 약을 뿌리다 마는 경우도 있습니다.

많은 사람이 비중격 쪽으로 뿌리는 데는 그럴 만한 이유가 있습니다. 손으로 분무제를 들어보세요. 분무제 끝이 저절로 비중격을 향할 겁니다. 우리 몸은 손을 위로 들면 팔과 손이 자연스럽게 안쪽을 향하게 되어 있습니다. 비강과 평행하게 뿌리려면 손목을 약간 밖으로 비틀어야 합니다. 이 부분은 약을 처방할 때 의사나 약사가 설명을 잘 해줘야 합니다. 설명을 제대로 하지 않고 약만 주면서 '잘 뿌리세요'하면 대부분 치료에 실패합니다. 심지어 약을 뿌릴 때 숨을 들이마시지 않고 내쉬는 아이도 보았습니다. 설명하고, 시범을 보이고, 확인해야 합니다.

③ 열심히 써서 증상이 좋아지면 끊어버리기 때문에 스테로이드가 잘 안 듣는 겁니다. 가렵고 코가 막혀 잠도 못 잘 때는 너무 괴롭습니다. 약도 열심히 챙겨 먹고 분무제도 부지런히 뿌립니다. 하지만 좀 살 만해지면 치료에 소홀해집니다. 인지상정이니 크게 나무랄 일은 아닙니다. 하지만 이렇게 하면 치료의 만족도가 뚝 떨어집니다. 심지어 전혀 듣지 않는다고 호소하기도 합니다. 왜 그럴까요? 재미있는 계산을 하나 해보지요. 코에 뿌리는 스테로이드는 효과가 나타나는 데 7일, 치료를 중단하면 다시 증상이 생기는 데 2~3일이 걸립니다.

여기 영수란 아이가 있습니다. 아주 성실한 아이라 두 달을 하루도 빠짐없이 약을 썼습니다. 처음 7일이 지나자 증상이 완전히 좋아져 53일간 증상 없이 잘 지냈습니다. 60일 뿌려 53일 잘 지냈으니 88.3% 효과를 본 셈입니다. 두 번째 달은 효과가 100%입니다.

같은 반에 있는 경원이도 7일간 뿌리고 효과가 좋았습니다. 첫 달 15일까지 계속 증상이 없으니 15, 16일 이틀을 뿌리지 않았습니다. 증상이 재발하여 '아차!' 하고 다시 뿌렸으나 좋아지는 데 다시 7일 정도가 걸리므로 24일에야 증상이 좋아집니다. 첫 달을 보면, 영수와 뿌린 날짜는 2일밖에 차이가 나지 않지만 증상 없이 잘 지낸 날은 15일에 불과합니다. 다음 달에도 비슷한 식이라면 거의 반 정도밖에 효과를 보지 못하므로 치료 만족도는 50%가 될 겁니다. 하지만 실제로는 증상이 좋지 않은 날이 사이사이에 끼어 만족도는 이보다 훨씬 떨어집니다. 조금 성급하게 판단하면 전혀 좋아지지 않고 증상을 달고 사는 것처럼 볼 수도 있습니다. 따라서 스테로이드가 효과가 있었다면 끊지 말고 꾸준히 사용해야 합니다. 개인적으로는 꾸준히 써서 효과가 없는 환자를 거의 본 적이 없습니다.

◆ **원칙과 기본, 그리고 약간의 부지런함과 정성이 필요합니다**

꾸준히 치료해야 한다는 건 알지만 너무 힘들고 귀찮으면 어떻게 해야 할까요? 다른 방법은 없을까요? 알레르기 치료의 근본은 회피입니다. 알레르기를 일으키는 원인 물질을 피하자는 겁니다. 그런데 이게 말처럼 쉽지 않습니다. 알레르기 원인 중 가장 흔한 것이 집먼지진드기입니다. 집먼지진드기는 고온다습한 환경을 좋아하니 집 안의 습도를 조절하고 카펫이나 러그를 치운다든지, 매트리스와 이불에 집먼지진드기가 통과하지 못하는 커버를 씌운다든지, 아예 침대를 없애고 바닥에 요를 깔고 잔다든지, 증기 청소로 진드기를

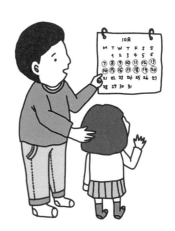

STEP 1.

1 ~ 2주간 매일매일

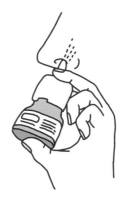

STEP 2.

손목을 바깥으로
약간 비틀어
비강이 뚫린 방향으로
평행하게 뿌려준다.

죽이는 등 별별 방법을 동원합니다. 하지만 이런 방법의 효과는 미미합니다. 생활습관을 바꾼다는 것도 쉽지 않은 일이고요. 황사나 미세먼지를 어찌할 수 없는 것처럼, 꽃가루나 홀씨 등 공기 중에 날리는 원인 물질은 통제가 불가능합니다. 따라서 회피요법은 실질적으로 불가능한 경우가 많습니다.

마지막 보루는 면역요법입니다. 예를 들어 삼나무에 알레르기가 있다면 알레르기 반응이 일어나지 않을 정도로 극소량의 삼나무 성분을 몸에 넣어주는 겁니다. 어느 정도 기간이 지나면 삼나무 성분을 조금 올려서 넣어줍니다. 이렇게 알레르기 원인 물질을 조금씩 올려 투여하면 몸이 서서히 적응하여 나중에는 알레르기가 없어집니다. '몸에 넣어주는' 방법은 두 가지가 있습니다. 주사로 넣어주거나, 알레르기 원인 물질을 물약으로 만들어 혀 밑에 넣어주는 겁니다('설하치료'라고 합니다). 주사는 처음에 매주 맞다가 나중에는 한 달에 한 번 정도로 줄이지만, 역시 주사를 맞는다는 부담이 있지요. 매우 드물게 전신반응이 일어나 위험한 경우도 있습니다. 그런 점에서 설하치료가 더 낫다고 할 수 있겠지만, 모든 물질을 설하치료제로 만들 수 있는 것이 아니기 때문에 우리나라에서는 그리 많이 쓰이지 않는 실정입니다. 면역요법의 좋은 점은 한 번 성공하면 더 이상 치료가 필요 없이 완치가 된다는 점입니다. 하지만 '인내'가 필요합니다. 3년간 계속해야 하기 때문입니다. 최근에 치료 기간을 2년으로 줄일 수는 없는지 연구한 결과, 재발률이 너무 높아 반드시 3년을 채우는 것이 좋다는 보고도 있었습니다. 이래저래 알레르기는 골치 아픈 병입니다. 하지만 코에 뿌리는 스테로이드를 알레르기가 가장 심한 계절만이라도 꾸준히 쓰면 대부분 큰 문제없이 지낼 수 있습니다. '왜 이렇게 병이 낫지 않느냐, 나만 유난히 심하다', 등 부정적인 생각에 사로잡히지 마세요. 한 방에 해결해준다는 비방을 찾아다니지 마세요. 원칙과 기본에 충실하면서 약간의 부지런함과 정성을 투자하면 대부분의 병이 좋아집니다.

03

아토피를 다스리는 세 가지 원칙

알레르기 질환 얘기가 나왔으니 아토피를 짚고 넘어가야겠지요? 아토피 피부염은 피부가 가렵고 건조해지는 만성염증 질환입니다. 따라해보세요. 가려움증, 피부건조증, 만성염증. 이 세 가지가 아토피를 이해하고 해결하는 열쇠입니다.

◆ **아토피를 해결하는 세 가지 열쇠**

① 가려움증 : 아토피는 꽤 일찍 생깁니다. 젖먹이 때부터 생기는 경우도 많습니다. 유아 때 양쪽 볼에 생겨 점점 아래로 내려가지요. 두 돌 이상 되면 팔꿈치 안쪽과 무릎 뒤쪽에 잘 생깁니다. 어른도 아토피에 시달리는 분들이 있지요. 일차적 문제는 무지 가렵다는 겁니다. 유아들도 베개에 대고 볼을 비빕니다. 좀 큰 아이들은 피가 나도록 긁지요. 시원하게 긁어서 덜 가렵다면 참 좋겠는데, 긁을수록 더 가렵습니다. 계속 긁으면 피부가 두꺼워지고, 각질이 일어나고, 검게 변색되고, 번들거립니다. 긁지 않으면 어떻게 될까요? 아토피가 심한 아이가 팔이나 다리를 다쳐 깁스를 하는 경우가 있습

니다. 아무리 가려워도 긁을 수가 없잖아요. 몇 주 후 깁스를 풀면 신기하게 아토피가 싹 사라져 있습니다. 긁지 않는 것, 즉 피부에 자극을 주지 않는 것이 얼마나 중요한지 알 수 있지요. 하지만 평상시에 아이를 하루 종일 따라다닐 수도 없고, 아이의 손을 붙잡고 있을 수도 없기에 완전히 긁지 않기란 불가능합니다. 이때 두 가지 아주 간단한 점만 챙겨도 큰 도움이 됩니다.

첫째, 손톱을 잘 깎아주세요. 아토피가 심해 비싼 보습제를 쓰고, 용한 의사를 찾아 여기저기 돌아다녔다며 한숨을 쉬는 부모가 오면 저는 아이 손부터 봅니다. 놀랍게도 긴 손톱 밑에 까맣게 때가 낀 경우가 많습니다. 비용과 시간을 들여 환상적인 것을 찾아다닐 것이 아니라 기본에 충실해야 합니다. 긁는 것을 막을 수 없다 해도 긴 손톱으로 긁는 것과 짧은 손톱으로 긁는 것은 천지 차이입니다. 게다가 손이 깨끗하지도 않다면 피부에 세균 감염이 생길 위험이 있습니다.

아토피 피부는 정상 피부에 비해 방어 기능이 약합니다. 세균 감염이 되면 잘 안 낫는 데다 쉽게 퍼집니다. 여름에는 쉽게 농가진(진물이 나고 딱지가 앉으며 계속 번지는 세균성 피부 감염)이 되지요. 피부가 세균에 감염되면 진물이 나고, 더 가렵고, 약도 안 듭니다. 처방대로 연고를 열심히 바르는데도 좋아지지 않는다면 세균 감염을 의심해야 합니다. 결국 항생제를 써야 하는데, 항생제를 자꾸 먹어서 좋을 게 없잖아요. 방법은 간단합니다. 손톱을 짧게 깎고, 손을 자주 씻는 습관을 들여주세요. 손 씻기는 아토피뿐만 아니라 모든 질병을 막는 가장 효과적인 방법입니다.

둘째, 때를 밀지 마세요. 때밀이 수건은 피부를 망가뜨리는 가장 좋은(?) 방법입니다. 그렇지 않아도 약한 아토피 피부를 때밀이 수건으로 밀어버리면, 피부는 모든 방어막을 잃어버린 채 세균과 바이러스 앞에서 벌거벗고 있는 꼴이 됩니다. 아토피가 아니라도 때밀이 수건을 쓰면 피부가 상하고 정상적인 방어 기능을 잃습니다. 사실 아토피 어린이는 부드러운 수건이나 손으로도 때를 밀지 않는 것이 좋습니다. 그럼 어떻게 목욕을 시키느냐고요? 자극이 별로 없는 비누로 두피와 얼굴, 겨드랑이, 음부와 항문 주위만 씻어내면 됩니다. 역시 자극 피하기 차원에서 목욕물은 너무 뜨겁거나 차지 않게 해주고요. 옷이나 침구도 까끌까끌 하지 않은 면으로 된 것이 좋습니다.

② 피부건조증 : 누구나 알듯 피부가 건조하면 더 가렵습니다. 건조하다면 물을 줘야지요. 바로 보습입니다. 피부에 물을 주는 방법은 목욕이죠. 10~15분 정도 미지근한 물에 몸을 담가줍니다. 물에 담그기 어려운 부위는 거즈나 부드러운 천을 물에 적셔 올려놓으면 됩니다. 물에 안 들어가려는 아이도 많죠. 엄마가 안고 들어가거나 물에 뜨는 장난감을 쓰세요. 목욕을 마치고 나오면 물기를 닦는데, 수건으로 문지르는 것도 자극이 될 수 있으므로 톡톡 찍어내듯 물기를 닦아줍니다. 물기를 제거하자마자 보습제를 듬뿍 발라야 합니다. 아토피 피부는 물기를 잡아두지 못하기 때문에 빨리 발라줄

수록 좋습니다. 아예 목욕물에 오일을 떨어뜨려 물에서 나올 때 몸에 코팅이 되도록 해도 좋습니다. 건조하기 쉬운 겨울에는 가습기를 틀어 실내 습도를 유지해주고요.

보습제는 굳이 값비싼 것을 쓸 필요 없습니다. 아이에게 맞는 제품 중 저렴한 것을 골라 자주 발라주는 편이 낫습니다. 아이에게 맞는다는 것은 사용했을 때 별 부작용이 없고 아토피 증상이 악화되지 않는 것을 말합니다. 엄마들의 답답한 마음을 이용하여 이런저런 기능을 보강했다는 제품들이 나오는데, 가격이 지나치게 비싸 눈살을 찌푸리게 됩니다. 대부분 비용만큼 좋은 효과를 보여주지는 못합니다. 물론 효과가 매우 좋은 제품도 있지만 아무리 좋은 보습제도 자주 바르지 않으면 소용이 없습니다. 저렴한 것이라도 열심히 챙겨서 발라주면 좋은 효과를 봅니다.

③ 만성염증 : 알레르기 비염에서 강조했지만, 염증 잡는 데는 스테로이드가 최고입니다. 스테로이드든 항생제든 의사의 지시대로 정확히 쓰면 안전합니다. 스테로이드 자체는 몸에 나쁘지만 국소요법은 크게 문제가 되지 않는다고 했지요? 약을 무조건 피할 게 아니라 적절하게 잘 사용할 줄 알아야 합니다. 그러자고 의사가 있는 거고요.

아토피가 심하다면 일단 약을 '세게' 쓰는 쪽을 택합니다. 초기에 강력한 스테로이드 연고나 로션으로 적의 기세를 꺾는 거지요. 연고를 바를 때는 많이 바른다고 좋은 게 아니라, 조금씩 잘 펴서 바르는 게 더 좋습니다. 2~3일 후 좋아진다면 바로 약한 것으로 바꿉니다. 우선 아침, 점심, 저녁, 자기 전, 이렇게 하루 네 번 바르면서 경과를 보세요. 상태가 좋으면 하루 세 번, 두 번으로 횟수를 줄여갑니다. 바르는 양도 줄입니다. 더 이상 양을 줄일 수 없으면 로션에 섞습니다. 그래도 괜찮다면 이틀에 한 번씩 바릅니다. 요점은 횟수와 강도를 서서히 낮추어가는 겁니다.

이렇게 횟수와 양을 줄이는 과정에서 상태가 다시 나빠진다면, 바로 전 단계가 아이에게 맞는 것으로 보고 그 횟수와 양으로 꾸준히 바릅니다. 예를 들어 하루 세 번 바를 때는 괜찮았는데, 두 번으로 줄였더니 증상이 심해졌다면 다시 세 번으로 올리라는 말입니다. 꾸준히 세 번을 바르면서 자극을 피하고 보습을 잘해주면 서서히 연고 바르는 양과 횟수가 줄어듭니다. 갑자기 줄이려고 하지 말고 때를 기다리는 거죠. 증상이 조절되지 않을 정도까지 약을 줄여서는 안 됩니다. 아토피가 잘 낫지 않는 이유는 스테로이드가 좋지 않다는 통념 때문에 무작정 피하거나 양을 줄이기 때문입니다. 약을 쓸 거면 제대로 써야 합니다. 제대로 쓰지 않으면 고생은 고생대로 하고 부작용만 생깁니다.

우리 몸에서 피부가 가장 얇은 곳이 어딘지 아세요? 눈꺼풀입니다. 그다음이 겨드랑이, 사타구니 등 피부가 접혀 밀폐되는 곳입니다. 이 부위에 아토피가 심하다면 스테로이드를 쓰기 전에 반드시 의사와 상의하세요. 이때는 세심하게 주의를 기울여 개인별로 맞는 방법을 찾아야 합니다.

아이가 아토피를 앓으면 부모는 답답하지요. 계속 긁으며 피부가 나빠지는 모습을 보기도 괴롭고, 그렇다고 스테로이드를 쓰자니 겁이 납니다. 그런 부모 마음을 이용하여 기승을 부리는 것이 상업주의와 유사과학입니다. 터무니없이 비싼 보습제나, 보조제, 건강식품을 피하세요. 현대의학을 어리석다고 폄하하면서 '어디에 열이 많다'는 둥, '어디가 기가 약하다'는 둥 희한한 소리를 늘어놓는 돌팔이들을 멀리하세요. 구분법은 간단합니다. 너무 많은 돈을 요구하거나, 남들은 모르고 자기만 아는 척하면 가짜입니다. 비방이나 명의 같은 건 없습니다. 원칙에 따라 꾸준히 노력하는 방법만이 건강을 지키는 길입니다. 좋은 소식을 하나 들려 드릴게요. 결국 대부분의 아토피는 나이가 들면서 좋아집니다. 시간은 우리 편이라는 겁니다. 부모로서 중심을 잡고, 올바른 지식으로 무장하고, 옥석을 가릴 줄 아는 지혜를 발휘하기 바랍니다.

04

생명을 위협하는 알레르기
천식

요즘 하늘을 보면 답답해집니다. 황사에 미세먼지에, 맑은 하늘 구경하기가 쉽지 않지요. 경제가 발전하고 생활이 윤택해졌다고들 합니다. 하지만 숨 한 번 쉴 때마다, 물 한 잔 마실 때마다 걱정을 해야한다면 도대체 뭐가 발전이라는 건지 의아할 따름입니다. 건강한 사람도 힘든데 천식이 있다면 어떨까요? 기침을 달고 살고, 숨 쉴 때마다 쌕쌕거리는 소리가 나고, 때로는 숨이 가빠 맘껏 뛰어놀지도 못하는 아이를 보면 부모의 마음은 무너집니다. 천식이 심한 아이는 활발하게 움직이기 어려워 살이 찌고, 친구들과 잘 어울리지 못해 따돌림을 당하기도 합니다. 물론 숨을 쉬지 못할 정도로 나빠지면 위험합니다.

공기 중에는 수많은 물질이 섞여 있습니다. 집 안 공기 속에는 집먼지진드기나 바퀴벌레, 곰팡이 등 생물학적 물질과 건축자재에서나온 화학물질들이 있고, 밖에 나가면 나무나 풀에서 유래한 생물학적 물질과 황사, 먼지, 배기가스 등 화학물질들이 있습니다. 숨을쉬는 한 이것들을 피할 도리는 없습니다. 건강한 사람은 이런 물질이 기관지에 들어와도 당장 큰 문제를 일으키지는 않습니다(장기적으로는 조금 다른 문제입니다). 하지만 천식 환자는 기관지가 이런 물질에 과민합니다. 숨이 차고, 쌕쌕거리고 기침이 심해집니다. 복습을 해보죠. 알레르기가 뭐라고요? 한마디로 정의하면 '과민성'입니다. 옆집 아이는 꽃가루가 날려도 아무렇지 않은데 우리 아이는 콧물이 나고 재채기를 한다면 꽃가루에 과민성이 있는 알레르기 비염입니다. 뒷집 아이는 분유를 잘만 먹는데 우리 아이는 분유만 먹이면 피부가 벌게지고 가렵고, 진물이 나고 딱지가 앉는다면 우유 단백질에 과민성이 있는 겁니다. 결국 알레르기 질환은 과민성인데, 코가 과민하면 알레르기 비염, 피부가 과민하면 아토피 피부염, 기관지가 과민하면 천식이라고 하는 겁니다. 약간 단순화시키면 하나의 병이라고 볼 수도 있습니다.

◆ 천식에 대해 알아둘 것

기관지가 과민하면 어떻게 될까요? 두 가지 일이 일어납니다. 첫째, 기관지가 수축합니다. 알레르기 유발물질이 기관지에 들어오면 기관지가 깜짝 놀란 듯 움츠러듭니다. 기관지는 일종의 파이프입니다. 따라서 기관지가 깜짝 놀란 듯 움츠러들면 공기가 드나드는 통로가 좁아집니다. 좁은 통로로 숨을 쉬려니 어떻게 됩니까? 일단 숨쉬기가 힘들고 숨이 가빠집니다. 기관지가 더 좁아지면 숨 쉴 때 쌕쌕 소리가 납니다. 휘파람 불 때 입술을 오므려 좁게 한 뒤에 공기를 통과시키면 소리가 나잖아요. 천식에서는 특징적으로 들이쉴 때가 아니라, 숨을 내쉴 때 소리가 납니다. 숨을 들이쉴 때는 폐가 팽창하면서 기관지도 약간 넓어지니 소리가 안 나지만, 숨을 내쉴 때는 폐가 수축하면서 기관지를 누르기 때문입니다. 기관지가 좁아지면 기침도 심해집니다. 기침이라는 건 이물질이 기관지 벽에 부딪혔을 때 그걸 빨리 몸 밖으로 내보내기 위해 일어나는 현상입니다. 넓은 기관지에 부딪히기가 쉬울까요, 좁은 기관지에 부딪히기가 쉬울까요? 그러니까 기침도 심해지는 겁니다.

수축하는 것뿐이라면 기관지를 넓혀주면 되겠지요? 그런데 문제가 그리 간단치 않습니다. 기관지가 과민하면 두 가지 일이 일어난다고 했지요? 두 번째는 바로 염증이 생긴다는 겁니다. 기관지 주변으로 염증 세포가 모여든다는 뜻입니다. 보통 염증이란 외부에서 병원균이 침입했을 때 우리 몸을 지키려고 일어나는 현상입니다. 그런데 천식에서는 공기를 들이마시기만 해도 염증이 일어납니다. 숨만 쉬는데도 항상 기관지염에 걸린 상태가 되는 겁니다. 염증이 생기면 그렇지도 않아도 과민한 기관지가 더 과민해집니다. 기침을 달고 사는 아이가 되는 거죠.

천식이 뭔지, 왜 일어나는지 알았으니 치료는 이 과정을 되돌리면 됩니다. 기관지가 수축하고 염증이 생기는 게 문제라면 어떻게 하면 될까요? 딩동댕! 기관지를 확장시키고 염증을 없애면 됩니다. 참 쉽지요? 그런데 문제가 있습니다. 기관지를 확장시키는 약의 이름은 '기관지확장제'입니다. 염증을 없애는 특효약은 바로 스테로이드입니다. 옛날에는 기관지확장제와 스테로이드를 먹는 약으로 썼습니다. 약을 입으로 먹으면 장에서 흡수되어 피를 타고 온몸으로 퍼집니다. 그런데 기관지확장제와 스테로이드는 부작용이 만만치 않습니다. 기관지확장제를 먹으면 기관지만 확장되는 게 아니라 심장이 빨리 뛰고, 혈압이 올라가고, 마음이 불안해지고, 잠을 이루기 어려워집니다. 어린이들은 더 심하지요. 스테로이드가 좋지 않다는 건 잘 알려진 얘기고요(사실 너무 잘 알려져서 문제입니다). 그럼 어떻게 해야 할까요?

◆ **천식에는 흡입치료가 특효**

다시 한번, 알레르기 질환은 염증을 해결하는 게 핵심입니다. 특효약은 바로 스테로이드입니다. 그런데 스테로이드는 독성이 심해서 한두 번은 몰라도 장기간 주사나 약으로 줄 수 없습니다. 그러나 국소치료가 등장하면서 이 문제가 해결되었습니다. 비염은 코에 뿌리고, 피부염은 피부에 바릅니다. 천식도 마찬가지입니다. 천식은 기관지의 병이니 기관지로 들이마시면 됩니다. 바로 흡입치료입니다. 기관지확장제와 스테로이드를 미세한 물방울이나 가루로 만들어 들이마시면 기관지를 확장시키고 염증을 가라앉힙니다. 직접 기관지에 작용하니 효과가 빠르고, 몸속으로 흡수되는 양이 미미하여 부작용이 거의 없습니다. 초기에는 어린이에게 스테로이드를 쓰면 성장을 방해하지 않을까 우려했지만 수많은 연구를 통해 거의 문제가 없다고 밝혀졌습니다. 무엇보다 천식은 치료해도 좋고 안 해도 되는 병이 아닙니다. 비염이나 아토피는 매우 괴롭지만 사람이 죽고 사는 병은 아닙니다. 천식은 문제가 좀 다릅니다. 심하면 숨을 제대로 쉬지 못하므로 생명이 위험합니다. 하지만 흡입제를 꾸준히 쓰면 증상을 거의 완전히 조절할 수 있습니다. 왜 꾸준히 치료해야 하는지는 알레르기 비염을 얘기하면서 자세히 썼으니 다시 한 번 복습하시기 바랍니다.

그럼 기관지확장제와 스테로이드 중에서 뭐가 더 중요할까요? 천식의 증상은 모두 기관지가 좁아져서 생깁니다. 따라서 기관지확장제를 쓰면 증상이 좋아집니다. 하지만 염증이 남아 있는 한, 언제라도 다시 기관지가 좁아질 수 있습니다. 염증을 가라앉히면 기관지가 수축하는 일도 줄어들기 때문에 사실 스테로이드가 훨씬 중요합니다. 스테로이드는 몸에 안 좋다니까 안 쓰고, 기관지확장제만 쓰는 부모들이 있습니다. 생각보다 훨씬 심각한 피해를 볼 수 있습니다. 천식으로 위험한 상태까지 이르러 응급실을 찾는 환자들이 대부분 이런 경우입니다. 스테로이드를 제대로 안 써서 염증이 장기화되면 기관지 주변이나 폐에 흉터 비슷한 것이 생겨 영구적으로 폐기능이 떨어지기도 합니다. 정리하자면 현재 천식 치료는 흡입치료가 원칙입니다. 장기적으로는 스테로이드를 써서 기관지 염증을 가라앉히는 것이 목표입니다. 기관지확장제는 주로 숨이 차고, 쌕쌕거리고, 기침을 하는 증상을 조절하여 환자를 편하게 해줄 목적으로 사용합니다.

무엇보다 중요한 것은 아예 천식을 유발하는 물질이 적은 환경에서 사는 것입니다. 물론 대기오염이 해결된다고 해서 집먼지진드기나 바퀴벌레까지 줄어드는 건 아닙니다. 그러나 중금속이 섞인 황사나 미세먼지, 온갖 유독성 화학물질이 섞인 발전소나 공장의 분진, 자동차의 배기가스가 천식과 무관하다고 할 수 있을까요? 더욱이 그런 상황을 개선하지 못하는 이유가, 의도적이든 아니든, 특정 기업이나 집단의 이익을 보호하는 것이라면 용납하기 어렵습니다. 마음 놓고 숨쉬지 못하고, 마음 편하게 물을 마실 수 없는 환경에서는 국소치료고 기관지확장제고 스테로이드고 다 무용지물입니다. 정치에 관심을 갖고 선거에 참여하는 것이 건강에도 중요한 이유가 바로 여기에 있습니다. 아이들이 건강하게 살 수 있는 세상을 만들기 위해 우리가 꼭 해야 할 일입니다.

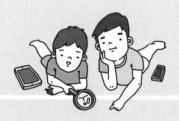

사람은 누구나 연령에 따라 달성해야 할 목표가 있어 자기 몫의 스트레스를 감당해야 합니다. 아이의 어려움을
인정하고, 관심을 기울이되 간섭하지 않는 것이 중요합니다. 언제나 그렇듯 건강을 지키는 데는 값비싼 첨단의
학보다 세심한 관찰과 따뜻한 관심이 훨씬 좋은 방법입니다.

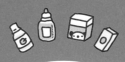

10
—

애매한 증상들

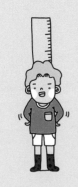

툭하면 배가 아프다는 아이

복통, 즉 배가 아픈 것은 어린이에게 아주 흔한 증상입니다. 원인이 뚜렷하고 단시간에 해결할 수 있는 병은 치료하면 됩니다. 예를 들어, 토하고 설사를 한다면 장염이지요? 장염에 걸리면 배가 아픈 것은 당연한 일입니다. 장염에는 절대반지가 있다고 했습니다. 충분한 수분 공급입니다. 그러니 수분을 충분히 섭취하고, 푹 쉬고, 배를 따뜻하게 해주면 장염이 나으면서 복통도 사라집니다. 흔히 맹장염이라고 하는 충수돌기염도 배가 아픈 병입니다. 염증이 생긴 충수돌기를 수술로 떼어내면 복통도 사라집니다. 아이들은 감기나 중이염 등으로 열이 나거나, 어디엔가 염증이 생기면 배도 같이 아픈 수가 많습니다. 역시 원인 질환을 치료하면 해결됩니다. 여기서는 조금 다른 얘기를 해보려고 합니다. 뚜렷한 원인도 없이 멀쩡하게 잘 지내던 아이가 잊어버릴 만하면 배가 아프다고 하는 경우입니다.

초등 2학년짜리가 학교에서 돌아와 잘 노는가 했더니 갑자기 배가 아프다고 합니다. 얼굴이 핼쑥해 보이는 것이 많이 아픈 모양입니다. 열도 없고, 점심도 잘 먹었고, 대변도 잘 봤고, 며칠 새 어디

아프지도 않았습니다. 평소에도 활발하게 잘 놀고, 키나 몸무게도 또래와 비슷합니다. 고통스러워하는 아이를 편안하게 눕히고, 배에 따뜻한 것을 올려주었더니 스르르 잠이 듭니다.

배 아프다고 한 것이 처음은 아닙니다. 가끔 그러다 조금 지나면 가라앉곤 했지요. 학원에 다녀오거나, 옆집 아이와 놀 때는 너무 멀쩡해서 꾀병이 아닐까 고개를 갸웃거리기도 했습니다. 생각해보니 2, 3주 전에도 배가 아프다고 병원에 다녀왔네요. 의사 선생님은 아무 이상이 없다고 하며, 어린이와 청소년에게 많은 '반복성 복통'이니 안심하고 지켜보자고 했습니다. 어르신들도 아이들이 클 때는 다 그런다고 걱정 말라고 하시지만 이웃 부모들, 텔레비전이나 인터넷에서 보고 들은 것은 혼란스럽기 짝이 없습니다. 건강해 보여도 속으로는 기가 허약한 것이니 보약을 먹여야 한다는 둥, 그건 장삿속이고 유산균제를 먹여야 한다는 둥, 우유가 사실은 독이라는 둥, 두유는 더 나쁘다는 둥, 환경호르몬이나 납 때문이라는 둥, 수많은 둥둥둥이 북소리처럼 시끄럽게 마음을 어지럽힙니다. 그때, 아이가 방에서 나옵니다. 볼에 발그레하게 혈색이 도는 것이 다른 아이 같습니다. "왜 더 누워 있지 않고?" "이제 안 아파요. 옆집 슬기랑 아파트 놀이터에서 놀기로 했어요!"

전형적인 스토리입니다. 이렇게 다른 문제 없이 건강하고 활발한 아이가 때때로 배가 아프다고 호소하는 경우를 '반복성 복통'이라고 합니다. 의학적으로는 3개월간 세 번 이상, 일상 활동을 못할 정도로 배가 아픈 일이 반복되는 경우라고 정의합니다. 대개 한 시간

이내로 가라앉고, 가라앉으면 멀쩡하기 때문에 그러려니 하고 넘어가지만, 비슷한 일이 자꾸 반복되면 부모 입장에서 걱정이 되지 않을 수가 없지요.

◆ 반복성 복통은 어떻게 치료하나

반복성 복통은 아주 흔합니다. 학교에 다니는 어린이의 10~20%에서 관찰된다고 합니다. 한 반에 두세 명은 겪는다는 뜻입니다. 배 아프다는 아이들은 많은데, 검사를 아무리 해봐도 별 이상이 없고, 전혀 치료하지 않고 몇 년간 지켜봐도 신체적, 정신적으로 아무 문제없이 건강하게 자라더라는 사실이 밝혀진 것은 70년 전쯤입니다. 의사들은 멋지게 들리지는 않지만 '반복성 복통'이란 병명을 붙였습니다. 치료 원칙은 '부모와 어린이를 안심시키는 것'입니다. 사람들이 얻을 수 있는 정보가 제한되었던 시절에는 의사가 설명하면 부모들도 별 의심 없이 믿고 따랐습니다. 물론 절대다수의 어린이가 아무런 문제없이 잘 자랐지요.

시대가 달라졌습니다. 지금은 온갖 매체와 인터넷을 통해 별의별 이상한 소문들이 떠돌아다닙니다. "병원에서 알려주지 않는"이라거나, "의사들은 모르는"이란 수식어를 달면 더 잘 퍼집니다. 세상에 의심만큼 무서운 건 없습니다. 의사의 설명을 듣고 일단 안심했던 사람도 자꾸 이런 소리를 들으면 서서히 의심이 생겨납니다. 다시 의사를 찾아갔더니 역시 아무런 치료도 해주지 않고 기다리라고만 합니다. 답답하죠. 화도 납니다. '아니 약이라도 좀 주면서 기다리라고 할 것이지!' 분노한 마음속에 다시 "병원에서 알려주지 않는", "의사들은 모르는"이란 말이 떠오릅니다. '역시 그랬군!' 애석하게도 이렇게 되면 속아 넘어가는 겁니다.

물론 이 병이 처음 알려졌던 70년 전에 비하면 의학이 크게 발전했습니다. 그간 몰랐던 병들, 알았지만 검사하기 까다로웠던 병들도 간단히 진단할 수 있게 되었습니다. 어린이에게도 헬리코박터 감염이 있다는 사실이 밝혀졌고, 글루텐 불내성이나 호산구성 위장관염 등 예전에 이름조차 생소했던 병도 생각보다 더 많다고 밝혀졌습니다. 그러나 여전히 반복성 복통은 대부분 원인을 모르며, 아무런 치료도 하지 않고 지켜보는 것이 가장 좋은 방법입니다.

의사들이 아무 생각도 없이 지켜보자고 하지는 않습니다. 큰 병을 놓치면 안 되므로 진찰할 때 몇 가지를 눈여겨봅니다. 예를 들어, 반복성 복통은 대부분 복부 중앙, 배꼽 부위가 아픕니다. 배꼽에서 멀리 떨어질수록 뭔가 원인이 있을 가능성이 크다고 생각하지요. 아이가 창백해 보이거나, 제대로 성장하지 못하거나, 체중이 줄거나, 열이 동반되거나, 밤에 자다 깰 정도로 복통이 심한 경우에도 다른 원인을 찾아야 합니다. 전신을 진찰하여 어딘가 장기가 커져 있거나 덩어리가 만져지지 않는지, 항문 주위에 문제는 없는지, 관절이 붓거나 아파하지는 않는지, 기타 다른 병의 징후가 없는지도 유심히 살핍니다.

그래도 부모가 걱정이 가라앉지 않거나, 검사를 통해 확인해야 할 경우에는 피검사, 소변검사, X선검사, 초음파검사 등을 시행합니다. 이때 중요한 건 처음부터 조금 지나치다 싶을 정도로 검사를 해서 미심쩍은 부분이 없도록 하는 겁니다. 피검사, 소변검사를 조금 해봤는데 이상이 없어서 좀 더 지켜보니 아이가 또 아프다고 합니다. 그래서 X선을 찍어보니 이상이 없고, 또 몇 주 뒤에 아프다고 해서 이번에는 초음파를 봅니다. 이런 식으로 찔끔찔끔 검사를 하면 부모는 점점 더 의심이 커집니다. 의심만큼 무서운 건 없다고 했지요? 아예 의심이 생기지 않도록 시원하게 검사하고 "이제 이만큼 했으니 안심하고 지켜봅시다!" 하는 편이 낫다는 거지요.

마지막으로 아이에게 심각한 이상이 없고 지켜보기만 하면 된다고 해서 복통이 꾀병은 아니라는 사실을 이해하는 것이 중요합니다. 아이는 진짜로 배가 아픕니다. 따뜻한 관심과 친절한 설명은 의사가 환자를 볼 때뿐만 아니라 부모가 아이를 대할 때도 가장 좋은 치료약입니다.

툭하면 코피가 나는 아이

아이　엄마, 아빠, 빨리 와 보세요. 큰일 났어요!

엄마　아니, 얘가? 무슨 일인데 그렇게 급하게 뛰어오고 그래?

아이　현우가 코피 나요! 놀이터에서 놀다가 갑자기요.

숨이 턱에 닿은 큰애를 따라 급히 달려 나갑니다. 머릿속에서 발걸음만큼 빠른 속도로 생각이 줄달음질 칩니다. 다섯 살 난 둘째는 요즘 부쩍 코피를 자주 흘립니다. 지난 겨울 감기에 걸렸을 때 코 푸는 법을 배운 뒤로 재미를 붙였는지 자꾸 코를 풀었습니다. 하루는 큰소리로 코를 풀더니 갑자기 코피가 난다고 달려왔습니다. 그 뒤로 툭하면 코피가 납니다. 코를 풀거나 후벼서 나는 경우도 있었지만, 저절로 흐르거나 심지어 자다가 코피가 터져 이불이 엉망이 된 적도 있습니다.

　지난주 일을 생각하면 아직도 가슴이 두근거립니다. 낮잠을 자던 아이가 어딘지 불편한 듯 끙끙거리며 일어나더니 피를 한 사발이나 토했습니다. 들쳐 업고 한달음에 동네 소아과로 뛰었지요. 선생님은 별로 놀라지 않고, 코피가 났었느냐고 물었습니다. 그러고 보니 아침에 코피가 나서 휴지로 코를 막고 눕혀놓았던 기억이 났습니다. 선생님은 웃으며 코피가 목 뒤로 넘어가 위胃에 고여 있다가 토한 거라고 일러주었습니다. 다음에는 눕히거나 고개를 뒤로 젖히지 말고, 코를 휴지로 막지도 말고, 아주 약간만 고개를 숙인 상태에서 코를 10분간 손가락으로 지그시 누르라고 했습니다. 처음 보는 아이라면 잘 지켜보고, 어쩌면 검사도 해야 할지 모르지만 어릴 적부터 죽 봐왔던 현우는 건강하다는 걸 잘 알고 있으니 걱정 말라고 했습니다. 다행히 아이는 아무 일 없이 잘 지냈습니다. 그런데 또 코피가 나다니… 이번엔 정말 검사라도 해봐야 하는 것 아닐까요?

◆ 우선, 안심하세요

어린이들이 코피를 흘리는 것은 아주 흔한 일입니다. 누구나 어려서 한두 번은 코피를 흘려보았을 겁니다. 신생아는 코피가 나는 일이 거의 없지만, 걸어 다니기 시작하면서부터 대략 초등학교를 졸업할 때까지는 별스러운 일도 아니지요. 유난히 코피가 자주 나는 아이도 있는데, 아빠나 엄마가 어렸을 때 그랬다는 경우가 많습니다. 집안 내력이지요. 하지만 아무런 검사나 치료를 하지 않아도 사춘기에 접어들면 저절로 코피 흘리는 일이 줄어듭니다. 그러니 우선 안심하세요.

그런데 왜 어린이들은 코피가 잘 나지요? 아니, 그보다 왜 '코'에서 피가 잘 날까요? 눈이나 귀나 입에서 피가 나는 일은 거의 없는

데 말이죠. 코는 두 가지 역할을 수행합니다. 첫째는 냄새를 맡는 거고, 둘째는 숨 쉴 때 공기의 통로가 되는 겁니다. 코에서 냄새를 맡는 부분은 가장 깊고 가장 높은 곳에 있습니다. 뇌의 바로 아래쪽이지요. 어찌나 뇌와 가까운지 이 부분을 통해 뇌수술을 하기도 합니다. 코의 후각세포는 사실상 뇌의 일부로 보아야 한다는 사람도 있습니다. 어쨌거나 이 부분은 잦은 코피와 별 상관이 없으니 일단 제쳐둡시다.

그럼 숨 쉬는 기능이 남네요. 우리 몸은 오랜 진화를 거쳐 만들어졌기 때문에 엄청난 기능을 갖고 있습니다. 코가 너무 낮다고, 예쁘지 않다고 불만이라면 이 글을 읽고 다시 생각해보세요. 우선 코는 공기를 '숨쉬기 좋게' 만들어 기관지와 폐에 전달합니다. 숨쉬기 좋은 공기는 어떤 공기일까요? 따뜻하고, 습도가 적당하고, 깨끗한 공기입니다. 시베리아 벌판처럼 차갑고 건조한 날씨 속에서도 코로 들이마신 공기는 기관지로 들어가기 전에 체온과의 차이가 1℃ 내외가 되도록 데워집니다. 습도도 숨 쉬기 좋게 맞춰지지요. 그뿐인가요? 먼지가 많은 곳에서 숨을 쉬더라도 코에서 대부분의 이물질을 걸러내기 때문에 폐에는 (비교적) 깨끗한 공기가 전달됩니다. 그러니 코는 에어컨+히터+가습기+공기청정기 역할을 한꺼번에 하는 셈입니다.

그보다 더 대단한 건 병원균을 걸러낸다는 겁니다. 우리는 하루에 몇 번이나 숨을 쉬나요? 어린이는 분당 20∼30번, 하루에 4만 번, 1년이면 1,500만 번 숨을 쉽니다. 그때마다 공기 중에 있던 바이러스나 세균이 들락날락합니다. 숨 쉴 때마다 이놈들이 기관지를 거쳐 폐로 들어가면 1년 내내 기관지염이나 폐렴에 시달리겠지만, 우리도 그렇게 만만하지는 않아요. 콧속은 피부가 아니라 점막이라는 조직으로 되어 있습니다. '점액을 분비하는 막'이란 뜻이지요. 그래서 항상 끈끈한 점액이 코팅되어 있습니다. 그뿐만이 아닙니다. 콧속에는 '섬모'라고 해서 눈에 보이지 않을 정도로 작고 가느다란 털이 나 있습니다. 이놈들은 점액을 한쪽 방향으로, 즉 콧구멍 쪽으로 조금씩 이동시킵니다. 숨을 들이쉴 때 공기 중에 있는 바이러스, 세균, 미세먼지가 들어오더라도 콧속 어디엔가 부딪치는 순간 점액에 달라붙어버립니다. 콧속 깊숙이 있는 점액은 섬모에 의해 콧구멍 쪽으로 이동합니다. 이런 식으로 병원체나 오염물질이 기관지나 폐로 들어가는 걸 막습니다. 이 점액이 말라붙은 게 바로 그 유명한 코딱지입니다.

◆ 보약이나 영양제보다 좋은 치료법

공기를 데우고, 습도를 높이고, 점액을 많이 생산하고, 섬모가 힘차게 운동하려면 산소와 양분이 많이 필요합니다. 산소와 양분을 제대로 공급하려면 혈액순환이 잘되어야 합니다. 그래서 코에는 혈관이 많습니다. 문제는 혈관이 피부가 아닌 점막 바로 아래 있다는 겁니다. 점막은 아주 얇기 때문에 그 아래 있는 혈관은 다치기 쉽습니다. 감기에 걸리면 콧속에 염증이 생겨 점막과 혈관이 더욱 상처받기 쉽지요. 어린이들의 점막과 혈관은 당연히 더 약하겠지요? 게다가 아이들은 코감기에도 잘 걸리고, 코를 후비거나, 심지어 콧속에 뭘 집어넣기도 합니다. 그러니 코피가 잘 날 수밖에 없지요.

코피가 나면 이렇게 하세요. 우선 침착해야 합니다. 피를 보면 겁이 나지요. 자녀의 피라면 더욱 그렇습니다. 하지만 부모가 불안해하면 아이는 몇 배 더 불안해집니다. 침착하게 아이를 어디 앉히세요. 앉을 곳이 없다면, 서 있어도 괜찮습니다. 아주 약간 고개를 숙이게 하고 엄지와 검지로 코의 말랑말랑한 부분을 꼭 잡고 누르세요. 세게 누를 필요는 없지만 10분은 눌러야 합니다. 멎었는지 자꾸 들여다보지 말고 10분을 진득하게 누르세요. 손을 떼보고 멎지 않았다면 다시 한 번 10분을 누릅니다. 차가운 걸 코에 대주면 좋지만 없어도 됩니다. 이렇게 하면 대부분 피가 멎습니다.

코피는 당황스럽긴 해도 큰 문제가 되는 경우는 거의 없습니다. 다만 아이가 창백해 보이거나, 땀을 많이 흘리거나, 의식이 좋지 않을 때, 양쪽 콧구멍에서 동시에 피가 날 때, 부모가 보기에 출혈이 너무 많은 것 같을 때, 머리나 얼굴에 큰 충격이 가해졌을 때, 그리고 10분간 누르기를 두 번 시도해도 피가 멎지 않을 때는 의사를 만나는 것이 좋습니다. 물론 혈액응고에 문제가 되는 병을 앓고 있을 때도 병원에 가야 하지만, 이런 경우는 이미 부모와 아이가 잘 알고 있을 겁니다. 몸이 허약하다는 등 불필요한 걱정을 하지 마세요. 대부분의 코피는 코를 후비는 습관이나, 지나치게 건조한 집 안 환경 때문에 생깁니다. 보약이나 영양제를 먹이는 것보다 손톱을 짧게 깎아주고, 실내 습도를 유지하는 편이 훨씬 효과적입니다.

툭하면 머리가 아픈 아이
CT를 찍어야 할까요?

"아니, 어린아이가 무슨 걱정이 있다고 머리가 아파?"

이렇게 얘기하면 뭘 모르는 소리가 됩니다. 두통은 복통, 이통(귀 아픈 것)과 함께 어린이의 3대 통증이라 불릴 정도로 흔합니다. 연구에 따라 다르지만 30~50%의 어린이가 두통을 겪습니다. 복통과 마찬가지로 원인이 뚜렷하다면 거기 맞게 대처합니다. 예를 들어, 머리를 다쳤다면 아픈 것이 당연하지요? 가볍다면 집에서 잘 지켜보면 되고, 심한 것 같으면 병원에 가야 합니다. 감기에 걸려 열이 나도 머리가 아픕니다. 푹 쉬고 해열제 등으로 열을 떨어뜨리면 두통도 사라집니다. 이렇게 원인이 명백한 두통 말고 건강한 아이가 멀쩡하게 잘 지내다 잊어버릴 만하면 머리가 아프다고 하는 경우는 어떻게 해야 할까요?

보람이는 초등학교 5학년입니다. 학교에서도 잘 지내고, 학원도 빼먹는 일 없이 열심히 다닙니다. 그런데 오늘은 학원에 못 가겠다고 합니다. 얼굴이 창백해지더니 갑자기 머리가 아프고, 약간 메슥거린다고도 합니다. 엄마는 의사 선생님께 들은 대로 거실 TV를 꺼서 조용하게 해준 후, 아이 방에 커튼을 쳐 어둡게 하고 눕혀주었습니다. 30분쯤 뒤에 가보니 아이는 잠이 들었습니다. 더 아프면 먹으라고 머리맡에 둔 해열진통제와 물은 그대로입니다.

보람이가 머리 아프다고 한 지는 조금 됐습니다. 5학년 올라오면서 한 달에 한두 번은 그랬습니다. 대수롭지 않게 생각했는데 어느 날 옆집 은비 엄마가 "요즘은 뇌종양도 많다던데 한번 병원에 가보지 그래요?" 하는 바람에 덜컥 겁이 나서 다니던 소아과에 갔지요. 의사 선생님은 얼마나 자주 아픈지, 지끈지끈 아픈지 쿡쿡 쑤시는지, 음식과 관련은 없는지 등 이것저것 물어보았습니다. 진찰도 다른 때와는 좀 달랐어요. 눈만 움직여 선생님의 손가락이 움직이는 대로 쫓아와보라거나, "으", "우" 소리를 내며 얼굴을 찡그리고 입술을 내밀어보라거나, 일어서서 한쪽 발을 들고 눈을 감아보라거나 하는 검사는 낯설기도 하고, 호기심도 일었습니다. 진찰을 마친 선생님은 아무 이상이 없다며, 어린이와 청소년에게 많은 '편두통' 같으니 안심하고 지켜보자고 했습니다. 엄마가 뇌종양 얘기를 하자, 웃으면서 거의 가능성이 없으니 CT나 MRI는 필요 없다고 했습니다. 가만, 그러고 보니 그때 머리가 아프면 두통일기를 쓰라고 했는데! 소아과에서 받은 인쇄물을 어디다 뒀더라….

◆ 1차성 두통과 2차성 두통

의사 입장에서 어린이가 두통으로 찾아오면 가장 먼저 1차성인지, 2차성인지를 따집니다. 2차성 두통이란 뭔가 다른 원인으로 인해

두통이 생겼다는 말입니다. 원인을 찾아 해결하면 두통도 사라집니다. 제일 흔한 원인은 감기나 감기 합병증으로 생긴 부비동염(축농증)입니다. 그 밖에 충치나 시력 문제, 수면부족 등도 원인이 될 수 있고, 갑자기 찬 것을 먹거나, 커피를 매일 마시던 청소년이 커피를 끊었을 때 두통이 생기는 경우도 있습니다. 컴퓨터 앞에 너무 오래 앉아 있어 생긴 목과 어깨의 근육통이 머리로 뻗치거나, 스마트폰 등 디지털 기기의 과도한 사용으로 인한 수면부족이 두통으로 이어지는 경우도 점점 늘고 있습니다.

이런 원인이 없을 때를 1차성 두통이라 하는데, 크게 긴장성 두통과 편두통으로 나뉩니다. 긴장성 두통이란 주로 정서적 스트레스로 인해 생깁니다. 머리가 전체적으로 무겁고 둔하게 아프며, 머리둘레로 뭔가를 둘러놓은 듯 꽉 조이는 느낌이 들기도 합니다. 아이들이 어른처럼 돈을 벌어야 하거나 다양한 사회관계에서 스트레스를 받는 것도 아닌데 왜 머리가 아프냐고 묻는 부모들도 있습니다. 하지만, 사람은 누구나 연령에 따라 달성해야 할 목표가 있어 자기 몫의 스트레스를 감당해야 합니다. 아이의 어려움을 인정하고, 관심을 기울이되 간섭하지 않는 것이 중요합니다.

편두통은 고생스럽지만 평소에는 너무 멀쩡하므로 꾀병으로 오해받기도 합니다. 증상이 특징적이라 예로부터 의사는 물론 작가들의 관심을 끌었지요. 몇 년 전 세상을 떠난 세계적인 뇌신경학자이자 작가인 올리버 색스 같은 이는 아예 책을 한 권 쓰기도 했습니다. 편두통은 ① 욱신욱신, 지끈지끈, 두근두근하는 형태로 머리 한

쪽에 치우치는 수가 많습니다. ② 메슥거림, 구토, 복통 등 복부 증상을 동반합니다. ③ 두통이 오기 전에 눈앞에 뭔가 번쩍거린다거나, 흐릿해진다거나, 손끝, 발끝이 저리거나 따끔거리는 등 전조가 나타날 수 있습니다. ④ 자고 나면 좋아집니다. ⑤ 가족력이 있는 경우가 많습니다. ⑥ 호르몬 변화, 특정한 음식, 스트레스 등 유발인자가 있을 수 있습니다. 편두통이 오면 소리나 빛에 민감해지므로 어둡고 조용한 방에서 재우는 것이 가장 좋습니다. 심하면 진통제도 도움이 됩니다.

부모 입장에서는 이런 정보보다 직관적인 이해가 더 도움이 됩니다. 두통을 이렇게 구분해봅시다. ① 한 번 아프고 만다(급성 두통), ② 한 달에 두 번 이상 찾아온다(재발성 두통), ③ 더 자주 아프지만 빈도와 강도가 변하지 않는다(만성 두통), ④ 더 자주 아프면서 빈도와 강도가 점점 증가한다(만성 진행성 두통). 어떤 두통이 가장 문제일까요? 맞습니다. 답은 ④번이지요. 아이의 두통이 ①, ②, ③번에 해당한다면 대개 큰 문제가 없습니다.

◆ **가장 심각한 상황이 아니라, 가장 흔한 상황을 떠올리세요**
대부분의 어린이 두통은 어느 정도 지속되다가 저절로 사라집니다. 시간이 약인 셈이지만 자꾸 아프다고 하면 부모로서 걱정이 되지 않을 수 없습니다. CT라도 해봐야 하는 것 아닐까요? 다른 나라도 그런지 모르겠지만 우리는 어디가 아프면 가장 흔한 상황을 생각하는 게 아니라, 가장 심각한 상황을 떠올립니다. 속이 쓰리면 매일 잠자리에 들기 전에 마시는 맥주 탓이라고 생각하는 게 아니라, 위암을 걱정하지요. 아이들이 두통이 생기면 그러다 말겠지 하는 게 아니라, 뇌종양이 아닐까 봐 겁을 냅니다. 의사가 잘 설명해주고 지켜보자고 해도 옆집 사람의 말을 듣거나, 밑도 끝도 없는 언론 보도를 보면 또 마음이 흔들립니다. 의사도 사람인데 놓칠 수 있는 것 아니냐고요? 물론 그렇지요. 하지만 이런 통계가 있습니다. 앞의 ④번, 즉 만성 진행성 두통이 아니고, 의사가 꼼꼼히 진찰한 결과 큰 문제가 아니라고 판단했을 때 CT나 MRI에서 이상이 발견되는 경우가 얼마나 될까요? 연구에 따라 다르지만 0~0.2%라고 합니다. 그래도 찍어보겠다면 말릴 수는 없지만, 비용도 들고, 어린아이라면 진정제를 써야 하고, CT검사 시에는 방사선에 노출되는 등의 문제가 있다는 점을 한 번 더 생각해보시기 바랍니다.

저는 비싼 검사보다 두통일기를 쓰라고 권합니다. 두통이 생기면 날짜와 시간을 쓰고, 몇 시간이나 지속되었는지, 머리 어디가 아팠는지, 얼마나 심했는지, 그 전 몇 시간 동안 어떤 음식을 먹었는지, 스트레스를 받지 않았는지, 그 밖에 특별한 문제는 없었는지 적어보는 겁니다. 이렇게 하면 증상의 추세를 알 수 있으므로 영상검사를 해야 할지 판단하기도 쉽고, 편두통이라면 유발인자를 찾아내 피할 수도 있습니다. 언제나 그렇듯 건강을 지키는 데는 값비싼 첨단의학보다 세심한 관찰과 따뜻한 관심이 훨씬 좋은 방법입니다.

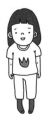

PART 3

—

육아는 나와 아이만의
문제가 아닙니다

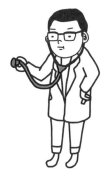

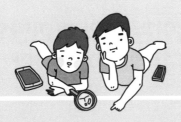

아이를 키우려면, 자신의 건강을 지키려면, 관심과 노력과 시간이 반드시 필요합니다. 관심을 기울일 시간을 아껴 성공에 쏟아붓는 것은 실패의 지름길입니다. 사람을 돈으로 키울 수는 없는 법입니다.

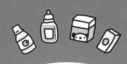

11
—

상업주의의 덫

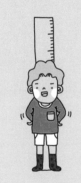

01

면역강화라는 사기극

몇 년 전, 무슨 청문회 때였지요. 대통령을 진료했다는 의사가 나와 "(대통령은) 그냥 면역기능이 좀 안 좋았다"라고 대답했습니다. 그 자리에 의사 출신 국회의원이 없었던지 그냥 넘어가더군요. 하지만 다른 사람도 아니고 의사가 그런 말을 한다는 건 두루뭉술 상황을 모면해보려는 속임수에 불과한 겁니다. 예나 지금이나 의료에는 야바위가 많지요. 그런데 야바위꾼들이 언제부턴가 '건강에 좋다'는 말 대신 '면역을 강화시킨다'는 표현을 쓰기로 약속이라도 한 것 같습니다.

면역을 강화시킨다는 건강식품, 비타민제, 보약이 판을 칩니다. 발효식품이나 무슨 풀뿌리를 캐어 먹으면 면역이 강화된다고도 하고, 누구는 찬물을 마셔야 한다고 하는가 하면, 누구는 그건 무식한 소리이고 더운물을 마셔야 한다고 목소리를 높입니다. 일본에서 체온을 올리면 면역이 강화되어 암도 낫는다는 사이비가 등장하니까, 국내파 아류들이 우후죽순처럼 생겨납니다. 체온을 내리면 면역이 약화되니 절대로 해열제를 써서는 안 된다는 건 안아키의 주장이었지요. 이런 말을 들을 때마다 한 가지 궁금증이 생깁니다. 이 양반들이 말하는 '면역'이란 게 과연 뭘까? 털끝만치라도 알고 그런 말을 하는 걸까?

◆ 면역이 뭐길래

면역을 한자로는 '免疫'이라고 씁니다. '돌림병을 면한다', 즉 전염병에 걸리지 않는다는 뜻입니다. 전염병이란 세균이나 바이러스 등 병원성 미생물이 일으키는 병이지요? 세균도 우리와 똑같습니다. 먹고살아야 하고 자손을 많이 낳아 대대손손 번성하는 것이 지상 목표입니다. 그렇게 하려면 일단 우리 몸에 침입해야 합니다. 침입하는 데 성공하면 한 곳에 집결하여 전열을 정비한 후에(집락화), 자기들이 좋아하는 곳으로 이동하여 우리 면역계의 공격을 견딜 수 있도록 진지를 구축합니다(병소 생성). 진지 구축에 성공하면 그곳을 근거지로 삼아 활발하게 증식합니다. 증식하여 세를 불리면 신체 곳곳을 공격하지요. 전쟁이 벌어지는 겁니다. 끔찍한 얘기지만 세균이 전쟁에서 이겨 사람이 죽어버리면 세균도 더 이상 살 곳이 없어집니다. 그래서 출구전략도 세웁니다. 사람이 쓰러지기 전에 다른 사람의 몸으로 옮겨가 계속 세력을 확장시키는 겁니다(전염). 정리하면 세균은 침입, 집락화, 병소 생성, 증식, 전염의 과정을 거쳐 삶을 이어나갑니다. 세균이라고 삶이 만만할 리는 없죠. 그 과정에서 온갖 어려움과 마주칩니다. 하지만 세균은 분열속도가 빠르기 때문에 금방 진화가 일어나 자신에게 필요한 특성들을 갖춥니다.

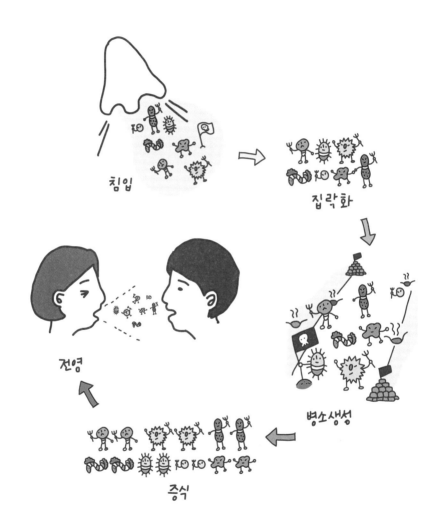

침입

집락화

병소생성

증식

전염

우리는 가만있나요? 그럴 리가 없죠. 외적의 침입에 대비하여 성을 쌓듯, 세균이 침입하지 못하도록 보호벽을 칩니다. 피부와 점막, 안구 등 외부에 노출된 부위는 세균 입장에서 보면 모두 철옹성입니다. 그래도 세균들은 용감하게 기어오릅니다. 영화에 보면 성벽을 기어오르는 적에게 화살도 쏘고, 돌도 던지고, 끓는 물도 붓지요? 우리도 똑같습니다. 점액이나 효소를 분비하거나, 산도(pH)를 조절하거나, 심지어 성 밖에 다른 세균을 키워 우리 대신 싸우게 합니다. 오랑캐로 오랑캐를 무찌르는 거죠. 이렇게 온갖 방법을 써도 침입하는 놈들이 있습니다. 우리 몸도 안보가 중요합니다. 경찰도 있고 군대도 있습니다. 바로 백혈구입니다. 세균이 몸속에 침입하면 경찰 역할을 하는 백혈구가 즉각 발견하고 적군이라는 사실을 알아차립니다(인지). 비실비실한 놈 한두 마리 정도는 그 자리에서 꿀꺽 삼킨 후 녹여버립니다(포식). 적의 숫자가 많고 힘이 세다면 호루라기를 불어 가까운 곳의 동료들을 부르고, 파발마를 보내 군대를 요청하고, 봉화를 올려 몸 전체에 적의 침입을 알립니다(동원). 신호를 받은 경찰과 군대가 우르르 몰려와 적을 에워싸고 한판 전투를 치릅니다. 수많은 세균과 백혈구들이 한 곳에 몰려 총을 쏘고, 수류탄을 던지고, 대포를 발사하고, 백병전을 벌이기 때문에 그 자리가 붓고, 열이 나고, 빨개지고, 아픕니다(염증).

정리하면 우리는 보호, 인지, 포식, 동원, 염증 등의 과정을 거쳐 스스로를 지킵니다. 세균은 진화라는 특수 무기가 있다고 했지요? 우리는 기억이라는 특수 무기가 있습니다. 치열한 전쟁 끝에 승리하여 세균을 제거하는 과정에서 우리 몸은 적의 특징과 약점을 기억하고, 그놈들에게만 특별히 잘 듣는 특수무기를 개발합니다. 이 특수무기는 다른 세균에게는 듣지 않지만 그 세균에게는 기가 막히게 듣습니다. 대표적인 게 항체입니다. 아까 파발마를 보낸다고 했지요? 파발마를 탄 전령이 무작정 달려가 숨을 헐떡이며 "적이다!"라고 보고하는 게 아닙니다. 스마트폰으로 적의 모습을 찍어서 갖고 갑니다. 연락을 받은 군대에서는 침입자의 사진을 보고 기억을 되살립니다. 예전에 한번 싸운 적이 있는 녀석이라면 창고에서 특수무기를 꺼내서 갖고 갑니다. 적을 알고 나를 알면 어떻게 되지요? 백전백승입니다. 이 원리를 이용한 게 백신, 즉 예방접종입니다. 약화시킨 병원체나 그 일부를 몸속에 넣어주어 미리 특수무기를 만들어 놓는 거지요.

◆ 면역을 강화시키는 방법은 두 가지뿐

지금까지 설명한 모든 과정이 바로 면역입니다. 면역이 강화된다는 건 튼튼한 피부와 점막, 적절한 점액과 효소의 분비, 몸속 각 부위의 환경 유지, 우리와 함께 살아가는 이로운 세균들, 포식세포, 전령세포, 림프구 등의 면역세포, 이들이 사용하는 보체, 항체, 사이토카인 등 화학물질이 어느 하나 빠짐없이 건강하고 조화롭게 움직여야 가능합니다. 면역을 경찰과 군대에 비유하는 걸 좋아하지 않는 분도 있습니다만, 사실 이보다 적절한 비유는 없습니다. 우리 몸속 세포들은 끊임없이 분열합니다. 노쇠한 세포는 죽고 새로운 세포가 그 자리를 대신합니다. 그런데 그 과정이 무척 복잡해서 항상 제대로 진행되는 건 아닙니다. 정상 세포가 만들어지는 경우가 훨씬 많지만, 조금만 잘못되면 암세포가 만들어지기도 합니다. 사실 우리 몸속 어딘가에서는 매일 암세포가 만들어집니다. 그래도 암에 걸리지 않는 것은 면역세포들이 구석구석을 순찰하면서 암세포를 발견하는 즉시 없애기 때문입니다. 즉, 면역계는 외부의 적뿐만 아니라 내부의 적에도 맞서 싸웁니다. 면역계는 훌륭한 전사戰士입니다. 냉정하고, 강인하며, 죽음을 두려워하지 않고, 힘이 셉니다.

돌림병도 막아주고 암도 막아주는 용맹한 전사들이 아군일 때는 참 좋지요. 하지만 적군이라고 생각해보세요. 엄청난 문제가 생깁니다. 이걸 자가면역질환이라고 합니다. 어찌 된 셈인지 면역계가 자기 몸을 적으로 생각하고 칼을 겨누는 기막힌 일이 벌어지는 겁니다. 갑상선을 공격하면 갑상선염, 췌장을 공격하면 당뇨병, 관절을 공격하면 관절염이 생깁니다. 전신의 모든 세포를 무차별적으로 공격하면 전신홍반루푸스SLE라는 무서운 병이 생기고요. 하나같이 치료하기 어렵고, 생명이 위험한 병입니다. 자기 몸을 공격하지는 않더라도 침입자가 아닌 엉뚱한 물질에 흥분하여 싸움을 벌이는 경우도 있습니다. 공연히 집먼지진드기나 고양이 털에 흥분해서 마구 총질을 해대는 거지요. 싸움은 몸속에서 벌어지니까 일단 시작하면 우리 몸은 쑥대밭이 됩니다. 이걸 알레르기라고 합니다. 피부에서 싸움을 벌이면 아토피, 코에서 난리를 치면 알레르기 비염, 기관지에서 때려 부수면 천식입니다. 간단히 말해서 자가면역질환과 알레르기는 면역이 약해서가 아니라 너무 세서 생긴다고 할 수 있습니다.

이제 면역을 강화시킨다는 말을 다시 생각해봅시다. 저렇게 복잡한 면역계의 어디를 어떻게 강화시킨다는 걸까요? 쥐에서 백혈구 숫자가 늘어났다고요? 그건 쥐 사정이지 인간은 다를 수 있다는 건 일단 제쳐둡시다. 백혈구 숫자가 늘어나면 마냥 좋은 게 아니라 자칫하면 백혈구 증가증이라는 병적 상태가 됩니다. 백혈구 숫자가 아주 많이 늘어나는 게 그 유명한 백혈병이고요. 백혈구 증가증이나 백혈병이 안 된다는 보장이 있을까요? 면역을 강화시켜준다는 것들은 약이든, 식품이든, 무슨 치료나 요법이든 다 저런 식으로 애매하고 근거 없는 주장을 늘어놓습니다(아무런 근거도 없이 우기는 경우가 더 많습니다만…). 만에 하나 면역을 강화시킨다고 하더라도 면역이 약해서가 아니라 너무 세서 생기는 병은 어떻게 해야 할까요?

면역을 강화시킨다고 입증된 방법은 딱 두 가지뿐입니다. 첫째, 전반적으로 건강해지는 겁니다. 늘 하는 얘기지만 골고루 먹고, 많이 뛰어놀고, 푹 자야 건강해집니다. 둘째, 예방접종입니다. 어찌 된 셈인지 면역을 강화시켜준다는 사이비들은 진짜 면역을 강화시켜주는 예방접종은 기를 쓰고 반대합니다. 자녀는 물론이고 자신의 건강을 위해서도 면역을 강화해준다는 사기에 휘둘리지 마세요. '면역을 강화해준다'는 것들은, 의사가 말하든, 한의사나 약사가 말하든, 일부러 피해 다녀도 손해 보는 일은 없을 겁니다.

02

비타민과 보약을 꼭 먹어야 할까요?

"현대인의 생활습관과 식습관을 고려할 때 비타민 결핍증은 피할 수 없다. 다른 건 몰라도 비타민제만큼은 챙겨 먹어야 한다." "아이가 과일이나 채소를 잘 안 먹고, 입이 짧아요. 학교에서 바로 학원으로 가니까 제대로 챙겨주지도 못하고…. 그러니 홍삼정이라도 먹여야 안심이 되죠."

비타민은 건강의 대명사입니다. 음식에 들어 있는 미량의 영양소가 부족하면 질병이 생긴다는 사실은 오래전부터 알려졌습니다. 콜럼버스 이야기가 가장 유명하지요.

신대륙을 찾아 긴 항해를 하던 중 선원들 사이에 정체불명의 출혈성 질환이 돕니다. 잇몸과 점막에서 멈추지 않고 피가 흐르다 죽는 사람이 늘어나자, 콜럼버스는 병에 걸린 선원들을 작은 섬에 내립니다. 죽더라도 땅 위에서 죽으라는 배려였죠. 돌아오는 길에 다시 섬에 들른 콜럼버스는 깜짝 놀랍니다. 선원들이 아주 건강하게 살아 있었던 겁니다. 나중에야 선원들을 죽음으로 몰고 간 출혈병이 비타민 C 결핍증, 즉 괴혈병이라는 사실이 밝혀졌습니다. 비타민 C는 우리 몸에서 만들어지지 않으므로 과일이나 채소, 우유 등을 통해 섭취해야 하는데, 오랜 항해 중 신선한 채소나 과일을 섭취하지 못해 병에 걸린 거죠. 섬에 내려놓은 선원들은 굶어 죽지 않으려고 야생 열매나 과일 같은 걸 따 먹다가 자기도 모르는 새에 비타민 C를 섭취해 괴혈병이 나은 거고요.

점차 비타민이 부족하면 어떤 일이 생기는지 밝혀집니다. 비타민 A가 결핍되면 야맹증, 비타민 B1이 부족하면 각기병, 비타민 D는 구루병, 이런 식으로 교과서에도 나옵니다. '비타민vitamin'이란 단어 자체가 생명을 뜻하는 'vita-'와 유기화합물을 뜻하는 '-amine'이란 말이 결합된 겁니다. 생활이 풍요로워지고, 먹을 것이 풍족해지면서 기아에 시달리는 나라를 제외하고는 비타민 부족증이 거의 없어졌습니다. 하지만 '생명의 화합물'이란 고정관념은 끈질기게 살아남았습니다. 20세기 들어 비타민의 분자구조와 합성법이 속속 밝혀지면서 결국 실험실에서 대량 합성이 가능해집니다. 비타민 판매가 하나의 산업이 되고, 사람들은 너도나도 비타민을 챙겨 먹게 되었죠.

◆ 비타민에 관한 놀라운 연구

2007년 덴마크 코펜하겐 대학병원 연구팀은 비타민에 관한 논문을 메타분석했습니다. 메타분석이란 수많은 논문의 데이터를 모아 재분석하는 방법입니다. 표본 크기가 커지기 때문에 오차가 줄고 검정력이 향상됩니다. 이 연구는 68편의 논문에 포함된 피험자 숫자가 무려 23만 명에 이르러 상당히 신빙성이 있지요. 충격적인 것은 연구 결과입니다. 비타민제는 건강에 전혀 도움이 되지 않으며, 오히려 사망률을 높였습니다. 이후 우리나라에서도 비슷한 결과가 계속 보고됩니다. 논쟁은 아직 끝나지 않았지만 비타민이 무조건 건강에 이롭지는 않을 수 있다는 경고로 받아들이는 것이 합리적입니다.

두 가지를 생각해봅시다. 첫째, 결핍증이 없는 상태에서 비타민을 복용하는 것이 건강에 도움이 될까요? 아프리카 등 기아에 시달리는 지역에서는 비타민 결핍으로 실명하거나 사망하는 어린이들이 많습니다. 이렇게 비타민 결핍증이 있을 때 비타민을 투여해야 한다는 데는 어느 누구도 반대하지 않습니다. 의학적으로도 임산부, 만성 소화흡수장애 환자, 채식주의자 등에게는 비타민 보충을 권합니다. 그러나 먹고살 만한, 심지어 비만을 걱정하는 나라에서 따로 비타민제를 먹어야 할까요? 대부분의 의사나 영양학자들은 부정적입니다. 모자라면 보충해야 하지만 모자라지 않는데 더 먹는다고 특별한 이익을 보지는 않는다는 뜻입니다. 배가 고프면 밥을 먹어야 하지만, 이미 밥을 먹어 배가 부른데 또 밥을 먹으면 배탈이 나겠지요?

둘째, 비타민제가 음식을 통해 섭취하는 비타민과 같은 효과를 발휘할까요? 코펜하겐 연구는 합성 비타민제를 통해 섭취하는 비타민이 음식을 통해 섭취하는 것과는 다르며, 건강에 해로울 수도 있다는 사실을 시사합니다. 이 논문을 100% 신뢰할 수는 없지만 어쩐지 상식과 일치하는 것 같지요? 음식을 먹는다는 것은 영양을 섭취하는 행위에 그치는 것이 아닙니다. 어린이는 음식을 눈으로 보고, 입안에서 맛과 향기와 질감을 느끼고, 배고픔과 포만감을 인식하는 과정에서 많은 것을 배웁니다. 다양한 맛과 색깔과 질감의 음식을 골고루 섭취하는 것 자체가 인생공부예요.

◆ 완벽한 영양은 없습니다

비타민은 만들기 쉽습니다. 원가는 미미한 수준입니다. 천연 비타민이라고 선전하는 것들도 마찬가지입니다. 의약품과 달리 규제도 거의 받지 않습니다. 사람들이 비싼 돈을 치르고 사 먹기만 한다면 황금알을 낳는 거위입니다. 그래서 두 가지 심리를 파고듭니다. 하나는 '완벽'이고, 또 하나는 '불안'입니다. 완벽과 불안은 반대말 같지만 사실 하나입니다. 우리는 항상 바쁩니다. 뭔가 잘못 살고 있다는 느낌에 시달리죠. 그래서 '불안'합니다. 눈코 뜰 새 없이 사는 와중에 온갖 매체를 통해 나처럼 살던 사람이 어느 날 암에 걸려 허무하게 죽었다든지, 크게 성공한 사람이 자살했다든지, 겨우 먹고살게 됐는데 정신 차려보니 아이가 영 비뚤어져버렸다든지 하는 이야기가 들려옵니다. "이게 아닌데…" 하는 생각과 함께 챙길 수 있는 건 모두 챙겨야겠다고 결심합니다. '완벽'하고 싶은 거죠. 비타민 업계는 계속 불안과 완벽을 부추깁니다. "하루 요구량이 얼만데 이걸 채우려면 귤은 40개, 사과는 20알… 너 이거 다 먹을 수 있니? 안 되지? 아침은 대충 때우고, 점심은 햄버거, 저녁은 삼겹살에 소주나 먹잖아…. 아이들은 어때? 뭘 먹는지나 챙겨봤어? 하지만 걱정 마.

이거 한 알이면 충분하거든….” 이런 식이지요. 비타민업계의 규모
가 얼마나 되는지 아시나요? 세계적으로 연 매출 27조 원, 우리나
라도 약 300억~700억 원 규모로 추산합니다. 그 정도 돈이면 못할
일이 있을까요?

　“옆집 엄마는 비타민 젤리도 먹이고, 홍삼 캔디도 먹이고, 짜먹는
녹용도 먹여요. 다들 하는데 저만 하지 않으려니 불안합니다.”

　이럴 때 중심을 잡으려면 현명함과 용기가 필요합니다. 진실을
파악하는 요령은 간단합니다. 뭔가를 파는 쪽, 이익을 보는 쪽의 말
을 훨씬 꼼꼼히 살펴보아야 한다는 겁니다. 신문이든 TV든 뭔가를
사지 말라고, 어떤 치료를 하지 말라고 하는 사람의 말을 일단 옳다
고 믿으세요. 적어도 어떤 이익을 노리고 그런 말을 하지는 않을 테
니까요. 혹시라도 비타민을, 홍삼을, 녹용을 먹이지 않아 우리 아이
가 뭔가 손해를 보면 어쩌죠? 걱정 마세요. 그걸로 삶이 크게 달라
지는 일은 없습니다. 덕분에 사소한 일에 시시콜콜 신경 쓰지 않는
대범함과 느긋한 태도를 배웠다고 생각합시다.

　‘완벽’하다는 건 뭘까요? 완벽한 식단을 구성하는 것이 가능하기
는 한가요? ‘완벽’이라는 추상적인 목표를 정하고 ‘당신은 이게 부
족하고, 이것도 필요하고…’ 식으로 따진다면 비타민제가 필요 없
는 사람이 있을까요? 어디 비타민뿐이겠어요? 산삼도 필요하고 녹
용도 필요하지요. 저는 엄마들에게 비타민을 먹일 정성으로 이것저
것 다양한 식품을 먹여보고, 균형 잡힌 식단을 고민해보라고 권합
니다. 이유기의 아이라면 이런 노력을 통해 편식하지 않는 습관을

들일 수 있습니다. 어느 정도 큰 아이라면 시장에도 데려가고, 먹고 싶은 것을 직접 고르게도 해보세요. 요리할 때 참여시키는 것도 편식을 바로잡는 데 아주 좋은 방법입니다. 아이들은 자기 손으로 고른 것, 자기 손으로 만든 것은 먹고 싶어 하거든요. 무엇보다 두려운 것은, 편리하게 비타민제를 먹이면서 엄마 스스로 마음을 놓고 이런 노력을 게을리하는 것입니다. 아이를 키우려면, 자신의 건강을 지키려면, 관심과 노력과 시간이 반드시 필요합니다. 관심을 기울일 시간을 아껴 성공에 쏟아붓는 것은 실패의 지름길입니다. 사람을 돈으로 키울 수는 없는 법입니다.

유산균을 꼭 먹어야 하나요?

"1657년, 나는 빗물 속에서 매우 작은 생물들을 발견했다."

 네덜란드의 포목상 안톤 판 레이우엔훅Antonie van Leeuwenhoek 이 확대경을 처음 접한 것은 직물을 검사하기 위해서였습니다. 그는 이내 렌즈에 매료됐습니다. 확대경을 직접 만들어 주변의 모든 사물에 갖다 대기 시작했지요. 어느 날 그는 한 방울의 빗물 속에서 헤엄치고 있는 수많은 생명체를 발견했고, 이 생명체들을 극미동물animalcule이라 명명했습니다. 우리 인간이 눈에 보이지 않는 미생물의 세상을 엿보기 시작한 순간입니다. 존재하는 줄도 몰랐던 세계가 열리자 세상의 모습이 완전히 달라집니다. 특히 그전까지 인류의 주된 사망원인이었던 감염병의 원인이 미생물이란 사실이 밝혀졌고, 백신과 항생제가 개발되어 인류의 수명은 비약적으로 늘어났습니다.

 하지만 우리가 미생물의 세계를 완전히 '보고' 이해한 것은 아니었습니다. DNA 서열분석 기술이 점점 발전하면서 비로소 몸속 구석구석, 심지어 세포 속에 존재하는 미생물 DNA까지 분석할 수 있게 되었지요. 어마어마한 데이터가 쌓였습니다. 예전 같으면 아무런 의미도 찾지 못한 채 그 속에서 길을 잃고 헤맸을 테지만, 컴퓨터와 알고리듬이 비약적으로 발전한 덕에 이제 빅 데이터를 어렵지 않게 다루고 해석할 수 있습니다. 그 결과, 우리 눈앞에 다시 한 번 신세계가 펼쳐지고 있습니다. 인간 미생물총, 즉 우리 몸에서 우리와 더불어 살아가는 미생물들을 제대로 이해하게 된 거죠.

인간 미생물총은 일단 규모부터 상상을 초월합니다. 우리 몸은 약 10조 개의 '인간' 세포로 이루어져 있습니다. 하지만, 우리 몸에서 살아가는 미생물 세포 수는 약 100조 개에 이릅니다. 《10퍼센트 인간》이라는 책이 나올 정도입니다. 유전자로 따지면 더 엄청납니다. 지금까지 밝혀진 인간 유전자가 약 2만 개인데, 우리 몸에 존재하는 미생물 유전자는 200만~2,000만 개에 이릅니다. 이렇게 따지면 우리는 10% 인간은커녕 1%, 아니 0.1%만 인간인 셈입니다. 도대체 이 녀석들은 우리 몸에서 뭘 하는 걸까요?

"우리의 피부와 입속, 귀, 코, 눈, 소화관, 생식기는 그야말로 세균으로 뒤덮여 있습니다"라고 하면 바로 이런 질문이 돌아옵니다. "저런, 그럼 당장 세균 감염으로 무서운 병에 걸리거나 죽게 되는 것 아닌가요?" 그렇지 않습니다. 오히려 반대입니다. 이 세균들이 없다면 우리는 정상적으로 살아갈 수 없습니다. 정상적으로 음식물을 소화할 수도 없고, 살아가는 데 필요한 에너지와 영양소를 얻지도 못합니다. 피부에 사는 세균은 병원체의 침입을 막아주며, 코나 목에 사는 세균은 정상적인 면역기능을 생성하는 데 중요한 역할을 합니다. 어떤 사람이 유난히 모기에 잘 물리는 이유도 인간 미생물총 때문이라는 학설이 있을 정도로 미생물은 우리의 정상적인 생활에 상상할 수 없을 정도로 큰 영향을 미칩니다.

정상적인 생활에만 영향을 미칠까요? 아니에요. 비정상적인 상태, 즉 질병 역시 미생물과 밀접한 연관이 있다는 사실이 속속 밝혀지고 있습니다. 감염증이 아니라 미생물과 연관이 없다고 생각했던 질병들 말입니다. 미생물이 가장 많은 곳은 어디일까요? 장입니다. 대변은 약 90% 정도가 세균으로 이루어져 있을 정도니까요. 따라서 미생물은 우선 장에 생기는 질병에 결정적인 역할을 합니다. 변비와 설사는 물론 염증성 장질환, 대장암에 관여할 뿐만 아니라, 장-뇌 연결축을 통해 기분을 좌우한다는 사실이 밝혀져 우울증이나 불안, 자폐증에서도 장내 미생물에 대한 연구가 한창입니다. 면역 질환, 천식이나 아토피 등 알레르기 질환, 관절염, 심장병과 고지혈증에도 관련이 있다고 합니다. 이제 노화와 비만도 미생물이 좌우한다는 얘기가 나옵니다. 바야흐로 의학에서는 어떤 분야이든 인간 미생물총을 빼고는 말이 안 되는 형편입니다. 세균을 발견하고 항생제가 개발되면서 인류의 수명이 비약적으로 늘어났듯, 이제 의학계는 오래도록 우리를 괴롭혀온 질병들을 상당 부분 해결할 수 있으리라는 희망에 부풀어 있습니다. 사실 인간 미생물총은 건강은 물론, 인간 자체에 대한 개념을 완전히 뒤바꿔놓을 정도로 혁명적인 지식입니다. 이제 우리 인간이 단일한 생명체가 아니라 수많은 미생물과 영향을 주고받으며 살아가는 공생체, 더 나아가 인간과 인간 미생물총을 합쳐 하나의 생태계로 보아야 한다는 개념이 나올 정도입니다.

일이 이 정도 되면 돈을 노리는 사람들이 가만히 있을 수 없겠지요? 그렇지 않아도 비타민에 대한 의구심이 점점 커지고, 허구한 날 비타민과 미네랄 얘기만 하자니 신선함이 떨어져 후속타를 노리고 있던 건강식품업계가 뛰어듭니다. 주변을 보세요. 비타민 만드는 회사에서 유산균 안 만드는 곳이 없습니다. 영어를 쓰면 더 멋지게 들리는지 프로바이오틱스라고도 합니다. 그 사람들이 뭐라고 하던가요? 항상 부르던 그 노래입니다. 면역기능을 향상시키고, 배변을 도와주고, 장 건강을 개선시키고, 성장을 촉진하고…. 아니, 잠깐만요. 진짜로 그런 기능이 있다고 하지 않았나요? 비만과 노화에도 도움이 된다면서요?

우리 몸에 사는 미생물의 종류는 엄청납니다. 그중에 어떤 미생물이 어떤 문제에 도움이 될지는 아직 확실히 밝혀진 바 없습니다. 확실한 것은 인간 미생물총이 건강과 질병에 매우 큰 영향을 미칠 가능성이 크다는 것뿐입니다. '매우 큰 영향'은 좋은 영향일 수도 있지만, 나쁜 영향일 수도 있습니다. 이런 연구가 있어요. 항생제를 쓰면 설사를 하는 경우가 많습니다. 일반적으로 이럴 때 유산균 제제를 쓰면 설사가 빨리 멎는다고 생각합니다. 그런데 유산균 제제를 복용한 어린이들을 조사했더니, 장 속의 미생물총이 원래대로 회복하는 데 무려 6개월이 걸렸다고 합니다. 유산균을 쓰지 않은 어린이는 설사가 멎은 후 얼마 안 있어 원래의 미생물총이 회복되었고요. 이게 무슨 의미일까요? 모릅니다. 하지만 장내 미생물총이 기분을 조절하고 성격까지 결정할 정도로 우리에게 큰 영향을 미친다면 원래의 미생물총이 회복되는 데 오랜 시간이 걸린다는 것이 반드시 좋은 일일지 잘 생각해볼 필요가 있습니다. 소아과 의사들 사이에서 유명한 격언이 있답니다. "새로운 약이 나왔을 때 가장 빨리 처방하지 말라. 하지만 가장 늦게 처방하지도 말라." 어린이는 그만큼 취약한 존재입니다. 뭔가가 유행이라고 해서 확실히 알지도 못하는 것을 선불리 사용할 필요는 없습니다. 기다리세요. 지금까지 유산균 제제 같은 거 먹지 않고도 잘 살아왔잖아요.

그래도 꼭 먹이고 싶다고요? 한 가지 방법이 있습니다. 채소와 과일을 자주 먹이세요. 채소나 과일 속에 들어있는 가용성 섬유소는 프리바이오틱스라고 해서 건강에 이로운 세균의 먹이가 됩니다. 채소와 과일을 많이 먹으면 자연스럽게 유익한 미생물총이 늘어납니다. 요구르트는 어떨까요? 시판되는 요구르트는 설탕 덩어리라고 보면 됩니다. 건강식품과 거리가 아주, 아주 멉니다. 단, 설탕이 전혀 들어 있지 않은 플레인plain 요구르트는 건강에 좋습니다. 하지만 맛이 시금털털해서 어린이들이 잘 먹으려고 하지 않을 겁니다. 그러니 채소와 과일을 먹이세요. 비타민과 마찬가지로 이로운 미생물도 약이 아니라 채소와 과일을 통해 자연적인 방법으로 늘려주는 게 좋습니다.

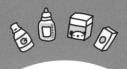

12
—

가짜 뉴스의 시대

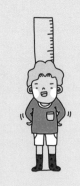

01

안아키의 교훈

2017년에 있었던 '안아키' 사태는 사회적으로 큰 물의를 일으켰습니다. '안아키'란 '약을 안 쓰고 아이를 키운다'는 뜻입니다. 소위 '자연주의 육아'를 표방하는 모임입니다. 되도록 약을 쓰지 말고 자연스럽게 아기를 키우자는 데 반대할 사람은 없겠지요. 그런데 주장이 황당했습니다. 열이 날 때 해열제를 쓰면 면역이 저하된다든지, 피부는 호흡을 해야 하는데 로션을 발라 호흡을 못 하게 하면 폐가 나빠진다든지, 아토피는 피부에 열이 쌓여 생기는데 긁어서 큰 상처가 나면 열이 빠지므로 많이 긁게 두어야 한다는 것입니다. 급기야 이렇게 위험한 치료법에 따랐다가 문제가 생긴 사람들의 불만이 줄을 잇자, 마침내 고발과 카페 폐쇄를 거쳐 사법적인 조치가 취해졌습니다. 하지만 비슷한 카페가 다시 생겨났습니다. 안아키 사태를 잘 들여다보면 현대사회에서 가짜 정보가 어떻게 퍼지는지, 얼마나 큰 해를 끼치는지, 아이를 키우는 우리는 어떻게 해야 하는지에 관해 많은 교훈을 얻을 수 있습니다.

안아키 사태를 보면서 가장 먼저 느낀 것은 과학에 대한 대중의 불신입니다. 그런 심리 속에는 (다국적) 제약회사들의 탐욕, 가습기 살균제 사건을 막지 못한 정부의 무능, 약장사와 별 다를 바 없는 일부 의사들의 타락에 대한 염증도 한데 엉켜 있는 것 같습니다. 전적으로 동감입니다. 나쁜 사람들 많지요. 그런데 과학적인 판단을 해야 한다는 말은 과학계에 종사하는 사람이나 과학기술을 이용한 상품을 판매하는 기업의 편을 든다는 뜻이 아닙니다. 의료에 있어서 과학적인 판단을 하자는 말은 '검증된 것만 믿자'는 말입니다.

인간은 상상력이 풍부하지요. 별생각을 다 합니다. 어느 날 누군가 신장은 강낭콩처럼 생겼으니 콩을 먹으면 신장에 좋지 않을까 생각합니다. 자기만 그렇게 생각하면 좋을 텐데 만나는 사람마다 그 얘기를 합니다. 로켓을 태양계 밖으로 쏘아 보내는 시대에도 이렇게 직관적인 생각은 힘이 셉니다. 우리는 '그럴듯한 이야기'를 믿는 동물이거든요. 그 말을 들은 사람 중에 정말 믿는 사람이 생겨납니다. 이제 그 사람들까지 목소리를 합쳐 콩을 먹으면 신장에 좋다고 외칩니다. 처음 들으면 반신반의하지만 점점 많은 사람이 똑같은 얘기를 하니 너도나도 믿게 됩니다. 이렇게 어떤 생각이 그럴듯하고, 많은 사람이 그렇게 믿더라도 검증해보자는 것이 바로 과학입니다. 배가 아픈데 누가 지나가다 약을 준다면 의심하지 않고 그냥 먹을 사람이 있을까요? 그게 무슨 약인지 정도는 '검증'하고 먹어야 하지 않을까요?

그런데 주의할 게 있습니다. 과학은 자신이 없어 하고, 말을 자주 바꿉니다. 우리는 자신 있게 주장하고, 자신의 주장을 초지일관하는 사람을 믿습니다. '이럴 가능성도 있지만 저럴 가능성도 있다', '이런 것 같지만 향후 더 많은 연구가 필요하다'는 말은 어딘지 켕기거나 비겁하게 발을 빼는 것처럼 들립니다. 한때는 폐경 후에 여성호르몬을 써야 한다더니, 몇 년 지나자 여성호르몬을 쓰면 암이 생기니 쓰지 말라고 하고, 또 얼마 후에는 복잡한 조건들을 달면서 이런 경우에는 써도 된다고 합니다. 의사들도 헷갈립니다. 그런데요, 사실은 이게 과학의 힘입니다. 과학은 새로운 사실이 발견되면 기존의 입장을 손바닥 뒤집듯 바꿉니다. 진정한 권위를 위해 권위를 버리는 겁니다. 과학은 권위를 위해 진리를 희생하지 않습니다. 신의 권위를 위해 천체의 운동에 눈을 감지 않습니다. 조사祖師를 만나면 조사를 죽이고, 달마를 만나면 달마를 죽이는 것이 과학입니다. 물론 조사와 달마의 어깨 위에 올라섰다는 사실을 기억하고 감사합니다. 과학도 모르는 게 많지 않느냐고요? 물론입니다. 과학의 멋진 점은 모르면 모른다고 한다는 겁니다. 제대로 알지도 못하면서 로션을 바르면 폐가 나빠진다는 둥, 피부에 열이 쌓인다는 둥 헛소리를 늘어놓지 않습니다.

말을 너무 자주 바꾸니 무슨 말을 믿어야 할지 모르겠다는 분들도 있습니다. 사실 과학이 그렇게 자주 말을 바꾸는 건 아닙니다. 언론이나 매체에 너무 많은 정보가 쏟아져 나오고, 아무런 기준 없이 우리에게 전달되는 겁니다. 과학기술이 빠르게 발달하면서 우리는 이전에 보지 못하던 것을 보고, 듣지 못하던 것을 듣습니다. 세계 곳곳에서 하루가 멀다 하고 온갖 정보들이 쏟아집니다. 이런 정보는 수십 차례 검증된 끝에 마침내 옳다고 인정되면 그때부터 원칙이 됩니다. 우리는 원칙만 받아들이면 됩니다. 그런데 인터넷을 찾아보면 원칙이 아닌 일차정보들이 넘쳐납니다. 뭐가 옳고 뭐가 그른지 솔직히 전문가들도 헷갈립니다. 이제는 누구나 몸이 아프면 인터넷을 찾아봅니다. 전문가들도 헷갈리는 정보를 그냥 찾아보는 것도 아니고 어떤 선입견을 갖고 찾아봅니다. 예를 들어, '약은 나쁘다'든지, '백신은 음모다', '전통적, 자연적인 것이라야 해' 같은 생각입니다. 객관적으로 봐도 어려울 텐데 구미에 맞는 정보만 찾는 거죠(진정 객관적일 수 있는지 하는 논의는 뺍시다). 인터넷에는 너무나 정보가 많아 자기의 구미에 맞는 정보를 항상 찾을 수 있습니다. 정보를 찾아 올바른 방향을 결정하는 게 아니라, 자신의 편향을 강화시키는 겁니다.

◆ 그럼 어떻게 하느냐고요? 세 가지를 알려드릴게요

첫째, 환상적인 것을 찾지 마세요. 환상적인 것들이 뭘까요? 예를 들면 자연치유, 해독, 면역강화, 명의名醫 같은 겁니다. 우리는 너무 자연과 멀어져 있고, 온갖 독성물질에 둘러싸여 몸속에도 독이 쌓이고 있으며, 자꾸 시들시들 아픈 것이 면역력이 부족한 것 같습니다. 누구나 그렇게 생각해요. 그러니 저런 단어들을 써서 그런 심리를 역이용하는 겁니다. 저런 말을 들으면 일단 피하세요. 의사도, 한 의사도, 약사도 저런 말을 쓰는 사람은 그냥 장사를 하려는 거라고 생각하세요. 명의 같은 건 없습니다. 어린이는 그냥 교과서에 나온 대로 원칙에 따라 치료하면 다 잘 낫습니다. 잘 안 낫는 병은 원래 그런 겁니다. 명의를 찾아가도 잘 안 낫습니다. 그때는 시간이 우리 편이란 걸 기억하세요. 어린이들의 병은 대부분 자라면서 좋아집니다. 큰 병이 아니란 것만 확인하면 기다려도 됩니다. 해열제를 안 먹이고 키워서, 발효식품을 먹여서, 정기적으로 해독을 해줘서 좋아지는 게 아니라 그냥 좋아집니다.

둘째, 너무 완벽하게 키우려고 하지 마세요. 과학이 인간에 대해 밝혀낸 것 중 가장 확실한 것은 '모든 인간은 다르다'는 것과 '우리는 아는 게 별로 없다'는 겁니다. 인간은 매우 복잡한 존재입니다. A를 해준다고 반드시 B가 되지 않습니다. 뭐가 좋다고 언론에서 떠들어도 급히 쫓아갈 필요 없습니다. 언론은 클릭 수에 목을 맬 뿐 그 사실이 옳은지, 사람들에게 어떤 영향을 미칠지에 별로 관심이 없습니다. 조금 느리게, 조금 고지식하게 키우세요. 음식 골고루 먹고, 많이 뛰어놀고, 밤에 잘 자면 됩니다.

셋째, 옳고 그름, 정의로움에 너무 매달리지 마세요. 언제부터인지 우린 옳은 것에 강박적으로 매달리는 버릇이 생긴 것 같습니다. 물론 정의롭게 사는 건 중요합니다. 그런데 옳다는 것의 기준은 사람마다 다릅니다. 그래서 먼저 맥락을 이해하고 포용하지 않으면 모든 일이 꼬투리 잡기나 비난으로 끝날 수 있습니다. 갈등만 생기고 문제는 해결되지 않는 거죠. 안아키에 대한 이야기 중 많은 분들이 '의사에게 충분한 설명을 듣지 못해서 안아키 같은 말에 귀를 기울이기 쉬운 환경'을 지적합니다. 공감합니다. 그런 면이 있지요. 하지만 의사들이 형편없는 인간들이라는 게 황당한 말을 믿을 이유가 되나요? 그런 말은 마치 의사들이 부도덕하니 징벌 삼아, 정의를 실현하기 위해, 황당하지만 꾹 참고 그 대척점으로 간다는 것처럼 들립니다. 찾아보면 안아키보다 훨씬 좋은 자료도 많은데 말입니다. 안아키가 문제가 되니까 이번에는 그 원칙에 따랐던 엄마들에게 비난이 쏟아지는 모양입니다. 사실은 그분들이 최대 피해자인데 이제 욕까지 먹고 있으니 딱한 노릇입니다. 이럴 때는 옳고 그름을 조금 있다가 가리면 어떨까요? 검은 고양이와 흰 고양이를 고를 때는 옳은 고양이를 고를 게 아니라, 쥐를 잘 잡는 고양이를 고르면 됩니다. 의료의 문제에 있어서는 누가 옳은지 따지기보다는, 효과적이고 안전하게 치료를 받을 궁리를 하면 됩니다.

안아키 사태가 벌어진 후 수많은 진단과 비평이 쏟아져 나왔습니다. 주로 의료제도와 시스템의 문제를 지적한 글들이었습니다. 저는 거기에 '개인의 몫'을 추가하고 싶습니다. 의료 소비자들이 깨어 있어야 하고, 보다 현명한 판단을 내려야 한다는 겁니다. '기껏 한다는 소리가 각자 알아서 잘하라는 거냐'고 할지도 모르겠습니다. 물론 구조의 문제, 시스템의 문제를 근엄하게 지적하면서 개인은 아무런 책임이 없다고 위로해줘야 폼도 나고 인기를 얻는다는 것쯤은 저도 압니다. 그러나 사회가 아무리 보건의료 시스템을 완벽하게 갖추고 생태적 환경이 좋아져도 균형 잡힌 식생활, 적절한 운동 등

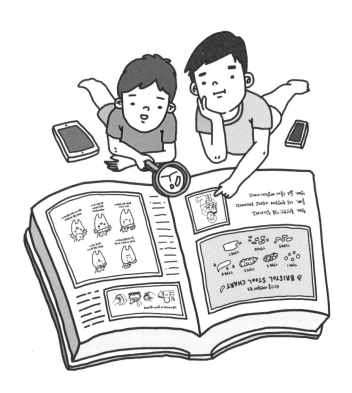

첫째, 환상적인 것을 찾지 마세요.

둘째, 너무 완벽하게 키우려고 하지 마세요.

셋째, 옳고 그름, 정의로움에 너무 매달리지 마세요.

개인적인 노력을 기울여야 건강을 지킬 수 있듯, 사회는 사회대로, 개인은 개인대로 해야 할 몫이 있는 겁니다. 유모차나 분유, 기저귀는 어느 회사 제품을 쓸지 꼼꼼하게 검색하고 발품까지 팔면서, 잘 쓰인 육아책 한 권을 제대로 읽지 않는 모습은 이해하기 어렵습니다. 전문적인 소양을 갖출 필요는 없습니다. 어느 정도 기본만 알아도 거짓 정보에 속아 넘어가지 않을 수 있습니다. 의사의 설명을 알아듣기도 훨씬 쉽습니다. 설명을 제대로 안 하는(또는 설명 능력이 부족한) 의사도 많지만, 열심히 설명해도 못 알아듣는 환자도 많은 게 사실입니다. 건강에 대한 지식이 부족한 사람들에게 인터넷을 통해 검증되지 않은 정보가 무차별적으로 쏟아집니다. 이건 정부나 사회가 막을 길이 없습니다. 개인의 소양을 키우지 않으면 옥석을 구분하기 어렵습니다.

어떻게 해야 할까요? 건강에 관한 기초 지식을 쌓는 데는 무엇보다 책을 읽는 것이 좋습니다. 인터넷 너무 믿지 마세요. 책을 고를 때는 되도록 의사가 쓴 것을 권하고 싶습니다. 아무리 미워도 건강에 관한 한 의사가 전문가입니다. 좋은 책을 고르는 요령은 한두 마디로 요약하기 어렵지만 뭔가를 사라고 권유하거나, 고치기 어려운 병을 두고 쉽게 나을 수 있다고 큰소리치는 책은 일단 피해야 합니다. 안 낫는 병은 안 낫는다고, 낫기 힘든 병은 낫기 힘들다고 솔직하게 알려주는 책이 좋습니다. 예방접종은 해롭다, 항암치료는 허구다 등 상식과 너무 어긋나면 일단 의심하세요.

안아키를 없애면 다시는 이런 일이 생기지 않을까요? 제2, 제3의

안아키는 이미 우리 곁에 있습니다. 직접 담근 간장을 먹으면 간경화가 낫는다, 체온을 1℃ 올리면 면역이 향상되어 암도 나을 수 있다, 찬물을 마시면 절대로 살이 빠지지 않는다, 다리 찢기를 하면 모든 건강 문제가 해결된다 등 검증되지 않은 비과학적인 주장이 난무하고 절박한 사람들을 유혹합니다. 의료 시스템, 자본주의의 병폐, 설명 안 하는 의사 등의 문제는 당장 바뀌지 않을 겁니다. 하지만 오늘도 내일도 아이들은 아프고 엄마들은 선택을 해야 합니다. 기초 체력이 약하면 쉽게 세균이 침입하여 병에 걸리듯, 건강에 대한 기본적인 지식과 소양을 갖추지 않으면 안아키는 언제라도 부활할 겁니다.

02

제2의 안아키 '환자 혁명'

두 가지 질문으로 시작해보겠습니다.

① 자기에게 일어나는 모든 일은 자신의 탓인가요?
② A는 훌륭한 업적을 많이 남겼는데, 몇 가지 부족한 부분도 있습니다. 어느 날 B란 사람이 나타나 A의 부족한 부분을 맹비난합니다. 그러더니 옳은 것도 같고, 아닌 것도 같은 말을 하면서 A가 틀렸으니 자기가 옳다고 주장합니다. B의 말은 옳은가요?

①번은 쉽죠? 그렇지 않습니다. 운전하는 사람들은 이런 말을 하죠. '나만 잘해도 소용없다. 갑자기 들이받는 걸 무슨 수로⋯' 그렇습니다. 내가 아무리 올바로 살아도 어쩔 수 없는 부분이 있습니다. 그게 삶이에요. 부처님은 생로병사를 말씀하셨지요. 공교롭게도 모두 의료와 관련이 있네요.

②번도 조금만 생각하면 알 수 있습니다. 수준 미달 정치인들이 선거 기간에 흔히 저런 짓을 하죠. 상대방을 비난하면 자기가 높아

진다고 믿고 흠집 내기에 열중합니다. 정작 공약이라고 내놓은 것을 보면 허황하기 짝이 없는 데도 말이죠. A의 부족한 점을 비난하는 건 좋습니다. 그런데 그것과 B가 옳으냐는 문제는 아무 관련이 없습니다. A가 옳든 그르든, B는 자기 말을 입증해야 합니다.

◆ 사이비를 가려내는 법

왜 뜬금없이 철학적인 얘기를 늘어놓는 걸까요? 저는 '안아키' 사태 이후 사이비 의학책들을 추적하다가 대부분의 책이 동일한 논리를 동원한다는 걸 알았습니다. 그들의 논리를 알면 사이비를 가려내는 데 도움이 될 겁니다.

《환자 혁명》이란 책이 1년 넘게 베스트셀러입니다. 인터넷과 유튜브를 통해 입소문을 타더니, 카페가 결성되어 회원 수가 2만 명에 육박합니다. 기시감이 듭니다. 안아키 때 딱 이랬지요. 그래서 책을 읽어보았습니다. 어처구니없을 정도로 질이 낮은 책이었습니다. 이런 책을 몇몇 언론에서 대서특필하고, 여기저기서 권장도서로 선정하는 걸 보면 기가 막힙니다. 또다시 안아키 같은 사태가 일어나는 것을 막기 위해 이 책을 비판하고 올바른 정보를 알려야 할 의무감이 들었습니다.

《환자 혁명》의 논리도 여느 사이비들과 다르지 않습니다. 영양을 잘 챙기고, 스트레스를 받지 않고, 잠을 잘 자면 병에 걸릴 일이 없다고 주장합니다. 일반적인 건강론이라면 나쁠 것 없는 말입니다. 문제는 그렇게만 하면 모든 병이 나을 수 있다고 비약하는 데 있습니다. 당뇨, 고혈압, 심장병도 낫고, 우울증이나 암까지 낫는다는 겁니다. 정말인가요? 평소에 영양, 스트레스, 수면 관리를 잘하면 병에 걸리지 않을까요? 그렇지 않습니다. 원인이 뚜렷해서 잘 관리하면 막을 수 있는 병도 있지만, 모든 것을 잘 관리해도 찾아오는 병도 있습니다. '영양, 스트레스, 수면 관리를 잘했다면 병에 걸리지 않는다'는 말을 조금 바꾸면 결국 '병에 걸리는 건 모두 내 탓'이란 소리가 됩니다. 그렇게 주장하면 인기가 없겠지요? 그러니 두 번째 전략을 동원합니다. 제약회사와 의사와 현대의학과 정부와 기업이 짜고 약을 팔아먹기 위해 진실을 감춘다는 겁니다. 현대의학에 한바탕 맹비난을 퍼부은 다음, 바로 '그러니 내가 옳다'로 비약합니다. 사이비 의학책의 전형적인 논리입니다.

그런데요. 영양을 잘 챙기고, 운동하고, 스트레스를 받지 않고, 잠을 잘 자면 건강에 좋다는 걸 모르는 사람도 있나요? 정말 의사들은 그런 것들을 '비밀'로 감추고 약만 지어주나요? 예를 들어볼게요. 《환자 혁명》은 고혈압은 나이가 들면 자연스럽게 생기는 현상으로 '몸은 허튼짓을 하지 않는다'고 주장합니다. 약을 쓰지 말라는 거지요. 이 말이 옳을까요? 나이가 들면 혈압이 올라가는 건 맞습니다. 건강한 음식만 먹고, 스트레스 받지 않아도 대부분 올라갑니다. 그러나 그 혈압을 떨어뜨려 주면 더 오랫동안 건강하게 살 수 있습니다. 물론 약을 안 쓰고 떨어뜨리면 더 좋지요. 하지만 건강한 음식만 먹고, 잠을 잘 자는 게 항상 마음 먹은 대로 되지는 않잖아요.

◆ **육아 괴담**

육아 얘기를 해보지요. 일단 백신 얘기가 나옵니다. 현재 백신이 특별한 위험을 일으킨다는 증거는 없고, 질병을 확실히 예방한다는 증거는 넘칩니다. 백신이 자폐증을 일으킨다는 괴담은 참 끈질기기도 합니다. 처음 그 이야기를 퍼뜨린 사람은 의사입니다. 백신 회사를 고소하려는 변호사들과 짜고 돈을 받은 후 이런 황당한 이야기를 지어냈습니다. 그 사실이 드러나 영국에서 의사 면허가 취소되었는데도 엉뚱한 정의감에 불타는 사람들에 의해 괴담은 계속 확대 재생산됩니다. 이런 괴담은 역설적으로 자폐증을 겪는 사람들에게 해로운 영향을 미칩니다. 근 20년간 자폐증의 역사를 추적한 미국의 기자 스티브 실버만은 저서 《뉴로트라이브》에서 이렇게 말합니다. "민간단체에서 후원하는 대부분의 연구가 잠재적 원인과 위험 인자를 밝히려는 끝없는 탐색에 집중된 나머지 자폐증을 겪는 사람들의 삶을 개선시키려는 계획들은 항상 자금 부족에 시달렸다."

《환자 혁명》의 저자는 어린이 면역질환과 아토피에 대해서도 모르는 것이 없는 모양입니다. 원인이라고 드는 것이 제초제와 화학물질, 가공식품, 식품첨가물, 대기오염 같은 것들입니다. 물론 이런 것들이 좋을 리 없지요. 하지만 아토피나 면역질환을 일으킨다는 증거는 확실치 않습니다. 확실치 않은 걸 확실한 것처럼 얘기하는 이유가 뭘까요? 모유수유를 해야 한다는 건 소아과 의사들이 입에 달고 사는 얘기고요. 오히려 모유수유가 불가능한 여성들에게 지나친 부담을 주어서는 안 된다는 의견이 대두되는 형편입니다. 제왕

절개? 안 하면 좋죠. 하지만 산모와 태아가 위험에 처해 어쩔 수 없이 해야 하는 경우는 어떻게 해야 할까요? 이 양반이 툭하면 들먹이는 게 장내 세균총입니다(자기 클리닉에서 유산균을 팔더군요). 장내세균 분야에서 세계 제일의 과학자는 롭 나이트Rob Knight란 분입니다. 그는 저서《내 몸속의 우주》에서 이렇게 말합니다. "프로바이오틱스의 한 가지 문제는 효과가… 과장되어 알려지는 경우가 많다는 점이다… 이러한 미생물 중 어떤 것도 사람에게 확실히 도움이 된다는 명백한 증거는 없다."

'안아키'에서 활동하던 부모들이 다시 카페를 결성했다고 합니다. "현대의학의 무능과 부패가 싫어서 대안을 추구했을 뿐인데 억울하다"라고 합니다. 정확히 말하면 현대의학이라기보다 의사들이 문제란 건데, 그 심정 십분 이해합니다. 무능하고 권위적인 의사들을 두둔할 마음은 조금도 없습니다. 그러나 한 가지 악이 존재한다고 해서, 그것이 다른 악의 존재를 정당화할 수 있을까요? 의학의 아버지 히포크라테스는 이렇게 말했습니다. "우선 해를 끼치지 말라."《환자 혁명》에도 좋은 얘기가 많습니다. 그러나 이 책을 믿고 당뇨나 고혈압이나 암 치료를 중단했다가 상태가 나빠지거나, 심지어 목숨을 잃는 사람이 생기면 어떻게 해야 할까요? 의학에서는 백마디 좋은 말을 늘어놓아도 아무런 소용이 없는 경우가 있습니다. 한 마디 허튼 말로 환자가 건강과 목숨을 잃는 경우입니다. 그런데 우리나라 의사들은 정말 왜 그 모양일까요? 말이 나온 김에 의사들이 왜 그 모양인지 알아봅시다.

의사들은 왜 그 모양일까요?

앞서 말한 것처럼 최근 건강과 관련하여 두 가지 사이비 서적이 큰 인기를 끌었습니다.《약 안 쓰고 아이 키우기》와《환자 혁명》이란 책입니다(같은 출판사에서 나왔습니다). 두 가지 사건을 면밀히 추적해 보면 한 가지 공통점이 눈에 띕니다. 의사와 현대의학을 비난하는 것만으로도 주목을 끌고, 사람들을 속일 수 있다는 겁니다. 두 권의 책이 모두 황당하기 짝이 없는 주장을 펼치지만 맹신하는 분들은 저자들을 '정의의 사도'로 생각합니다. 그만큼 의료에 대한 불신이 심각하다는 뜻입니다.

저는 10년 전에 한국을 떠났습니다. 전국에서 손꼽힐 정도로 잘 되는 소아과를 접는다고 했을 때 주변에서 정신 나갔다고들 했습니다. 그런 결정을 한 데는 여러 가지 이유가 있지만, 더 이상 환자들과 신뢰를 주고받으며 즐겁게 진료를 할 수 없다는 판단이 크게 작용했습니다. 그간 한국을 드나들면서 가끔 병원에도 갔습니다. 그 때마다 의료 현장이 갈수록 황폐화되는 모습을 눈으로 확인했습니다. 의사늘은 무기력하고 불행했으며, 정부는 무책임하고 무관심했고, 환자들은 불안하고 화가 나 있었습니다. 왜 이렇게 되었을까요?

이 문제를 설명하려고 들면 이내 기가 질립니다. 문제가 너무나 복잡하고 다중적이기 때문입니다. 아마 책으로 몇 권쯤은 쓸 수 있을 겁니다. 어느 분야든 마찬가지라고요? 그럴지도 모르지만, 의료만큼 피부에 와닿는 분야는 별로 없습니다. 일단 몸이 아프면 그보다 중요한 문제가 없어지지요. 그런데 누구나 자기 몸은 자기가 가장 잘 안다고 생각하기 때문에 저마다 견해와 해석이 다양합니다. 사람들은 복잡한 설명을 싫어하죠. 그래서 고르디아스의 매듭을 자르듯 단칼에 정의해버립니다. "의사들이 나쁜 놈들이야!" 우리 눈앞에 펼쳐진 모습은 그렇게 수십 년을 끌어온 결과입니다. 의사들이 나쁘다고 아무리 욕을 해도 달라지는 것은 없고, 점점 나빠지기만 합니다. 그럼 어떻게 해야 할까요? 짧은 글은 많은 오해를 부를 수 있지만, 문제가 시급하기에 몇 가지만이라도 짚고 넘어가고자 합니다. 의료의 주체는 국민-정부-의사입니다. 각 주체들이 당장 했으면 하는 일을 두 가지씩 정리해보았습니다.

◆ **의사가 당장 해야 하는 일들**

첫째, '나쁜 의사'의 존재를 인정해야 합니다. 나쁜 의사란 돈에 양심을 파는 의사와 공부를 게을리하여 환자에게 해를 끼치는 의사입니다. 그간 의사들은 모든 의사가 양심적이며, 자격에 걸맞은 실력을 갖추고 있다고 전제했습니다. 사실이 아닙니다. 나쁜 의사는 실재합니다. 진실을 외면한 대가는 혹독하여 이제 썩은 사과를 추려내지 않으면 궤짝 속의 사과가 몽땅 썩어버릴 위기에 처했습니다. 이 문제를 해결하지 않고 의사들은 한 발짝도 앞으로 나갈 수 없습니다. 의료는 매우 전문적인 분야라 나쁜 의사를 제대로 감별할 수 있는 것은 의사들뿐입니다. 전문가 집단이 '자정'하지 않으면 '타정'당한다는 건 역사의 교훈입니다. 보통 '타정'이 '자정'보다 훨씬 고통스럽습니다.

둘째, 소통에 힘써야 합니다. 의료의 문제를 비의료인에게 설명한다는 건 불가능해 보일 정도로 어려운 일입니다. 그런데 의사들은 놀랄 만큼 소통 전략이 없는 것 같습니다. SNS를 활용할지, 언론 매체나 책을 활용할지, 어떤 식으로 설명할지, 누가 설명할지, 설득 대상은 누구인지 고민이 부족합니다. 읽기 어려울 정도로 어려운 글, 자기 입장만 내세우는 글을 써놓고 자기들끼리 환호하며 박수를 보냅니다. 눈을 조금만 밖으로 돌리면 소통과 설득 전문가는 넘쳐납니다. 설득과 소통도 의료만큼 전문 분야입니다. 의료계 내부에도 국민의 존경을 받고 글도 잘 쓰는 분들이 많죠. 사령탑을 세우고 필요한 분들을 모셔 와 정부 및 국민과 소통해야 합니다. 그걸 왜 꼭 의사가 해야 하느냐고요? 아무도 의료에 대해 올바로 알지 못하기 때문이죠. 소통은 스스로를 살리는 길이자, 지식인의 책무입니다.

◆ 정부가 당장 해야 하는 일들

첫째, 통계와 숫자에 매몰되지 말고 현장과 인간을 바로 보세요. 저수가를 얘기하년 원가보전율을 놓고 입씨름이 벌어집니다. 외상센

터와 신생아중환자실에서 사고가 나면, 지원 예산을 줄였다느니 아니라느니 티격태격합니다. 물론 정부가 정책을 펴려면 근거가 필요하죠. 그러나 정작 현장에서 문제가 되는 건 아무리 노력해도 인정받지 못하고, 자칫 실수를 하는 날에는 '한 방에 가는' 의사들의 위치입니다. 전문지식과 양심에 따라 처방한 약이 엉성하게 정해놓은 기준에 따라 삭감당하고, 부당청구로 몰려 순식간에 비양심적인 사람이 돼버리는 기막힌 꼴을 겪어보지 않은 의사가 거의 없습니다. 현장에서 어떤 부조리한 일들이 벌어지는지, 왜 의사들이 하나같이 절망하는지를 숫자가 아닌 스토리로 파악해야 합니다.

둘째, 싸움을 붙이지 말고 오해를 해소하는 편에 서주세요. 우리는 어느 나라와도 비교할 수 없을 정도로 높은 의료수요를, 어느 나라에서도 찾아볼 수 없을 정도로 싼값에 해결하는 나라입니다. 이런 시스템 속에서 의사도 불행하고, 국민도 불행합니다. 그간 정부는 의사가 불의한 집단이란 생각을 부채질하거나, 최소한 방조해왔습니다. 사회에서 가장 큰 자산이 무엇일까요? 서로 신뢰하는 겁니다. 모든 걸 시스템이나 법조문으로 해결할 수는 없습니다. 신뢰하는 사회는 갈등이 적고, 더 행복하며, 더 적은 비용으로 훨씬 많은 것들이 제대로 돌아갑니다. 사실 의사들이 정부를 신뢰하지 않는 건 이전 정부에서 오래도록 약속을 어겨온 탓도 큽니다. 새로운 정부가 들어섰으니 그런 부분을 솔직히 밝히고 사과한 후 밀린 책무를 이행한다면 서로 신뢰를 회복하고, 국민들의 오해를 일소하는 데 큰 도움이 될 겁니다.

첫째, 의료는 내 것이라고 생각해야 합니다. 의료는 의사들의 전유물이 아닙니다. 외적의 침입을 막기 위해 만든 군대가 장군들의 것이 아니듯, 생로병사라는 삶의 가차없는 수레바퀴 밑에서 가장 힘들 때 자신을 지키기 위해 우리 스스로 의료 시스템을 만들고 유지하는 겁니다. 내 것이기 때문에 이상한 방향으로 가지 않도록 막아야 하는데, 그 기준은 과학에 있습니다. '과학이 무조건 옳으냐?'고 따지는 분도 있는데, 과학이란 '그 말이 옳다는 증거가 있느냐'를 묻는 것입니다. 옳은지 그른지 증거도 없는 곳에 피땀 흘려 번 돈을 쓸 수는 없잖아요? 의사들이 미우니 현대의료를 거부하고 비과학적인 것을 좇을 것이 아니라, 어떻게 하면 과학적인 쪽에 힘을 실을 수 있을지 생각해야 합니다. 의사가 되는 젊은이들도 모두 우리 자식입니다. 이제 막 의사가 되어 죄를 지을 시간조차 없었던 사람을 "돈밖에 모르는 나쁜 놈"이라고 비난하는 게 옳은 걸까요? 모든 의사가 결국 그렇게 된다면 그건 사람 탓이라기보다 제도가 잘못된 것 아닐까요? 의료, 의료인에 대한 감정적·이분법적 비난은 양심적인 의료인들을 무기력하게 만들 뿐 아니라 국민보건에도 아주 나쁜 영향을 미칩니다.

둘째, 패키지package화된 사고를 경계하세요. 우리가 겪는 많은 문제가 외세에 의해 강제된 역사에서 비롯되었습니다. 그래서 우리는 외국에서 유래한 것에 대한 반감이 유난히 심합니다. 그간 권위적이고 부패한 정권에 의해 저해되어온 건전한 시민사회에 대한 열망도 강하죠. 자본의 폐해를 혐오하며 자연적인 것, 환경친화적인 삶을 추구합니다. 다 좋아요. 문제는 이것들이 각기 따로 엄밀한 검증을 거치지 않고 패키지로 움직인다는 겁니다. 예를 들자면 정치적 진보-기본 소득-탈원전-페미니즘 지지자들이(저도 여기 속합니다) 해열제를 먹이면 면역이 약화된다고 40도가 넘어가는 아이를 방치하고, 거대제약자본의 음모라고 혈압약을 거부하다 치매에 걸리고, 초기에 손쓰면 완치할 수 있는 암을 자연적으로 치유한다고 버티다 아까운 목숨을 잃습니다. 현대의학은 외국에서 들어온 것이고, 거대자본의 노예니까 나쁘다고 생각합니다. 하지만 의학은 옳고 그름의 문제라기보다는 '어떻게 하면 건강을 지키고 생명을 살릴 수 있느냐'는 방법의 문제입니다. 과학과 의학에는 내 편, 네 편이 없습니다. 굳이 편을 갈라야 한다면, 충분한 근거가 있으면 우리 편이고, 근거 없이 신념이나 희망에 의존한다면 적입니다. 자신의 다른 신념과 일치한다고 해서 비과학적인 말을 믿고 따르지 마세요.

'의사를 비난하는 것만으로도 주목을 끌고 사람들을 속일 수 있다'는 것은 사회에서 의료의 건강성이 심각하게 훼손되었다는 뜻입니다. 면역이 심각하게 저하되면 별것 아닌 병원체도 생명을 위협하는 것과 같습니다. 병이 너무 깊어지는 것 같아 급한 마음에 몇 자 적었습니다. 더 훌륭하신 분들이 더 좋은 생각과 해결책을 제시해주시기를 간절히 바랍니다.

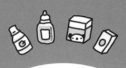

13
—

환경과 건강

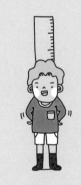

01

미세먼지를 어찌할꼬

창밖을 보면 숨이 턱 막힙니다. 미세먼지 때문입니다. 사람은 하루에 약 2~4만 번 숨을 쉽니다. 미세먼지를 2~4만 번 들이마신다고 생각하면 불안하기 짝이 없습니다. 미세먼지란 지름이 10μ(미크론)보다 작은 먼지 입자를 가리킵니다. 지름이 2.5μ보다 작으면 초미세먼지라고 하여 따로 구분합니다. 미크론이란 1mm의 1000분의 1입니다. 10μ, 2.5μ이라고 하면 각각 머리카락 지름의 5분의 1, 20분의 1에 불과합니다. 거의 세균 크기입니다. 이렇게 작기 때문에 기관지에서 걸러지지 않습니다. 물론 세균도 걸러지지 않지만 우리가 세균을 이렇게 고농도로 흡입하는 일은 없지요.

기관지는 목에 있는 기관에서 아래로 내려가 좌우 폐로 갈라져 들어간 후 여러 번 가지를 칩니다. 가지를 칠 때마다 숫자는 늘어나고 직경은 작아집니다. 마지막으로 폐포에 연결되는 종말기관지는 아주 작은 크기이지만 그래도 직경이 0.3~0.5mm, 즉 300~500μ입니다. 초미세먼지보다 100배 이상 크지요. 그러니 들이마시면 미세먼지는 그대로 기관지를 통과하여 폐포로 들어갑니다. 폐포는 우리가 들이마신 산소가 혈액 속으로 들어가고, 혈액 속에 있는 이산화탄소가 빠져나오는 곳입니다. 산소와 이산화탄소가 쉽게 교환될 수 있도록 폐포와 폐포를 둘러싼 혈관은 아주 얇은 막으로 되어 있습니다. 깨끗한 공기를 들이쉴 때는 막이 얇은 게 도움이 되지만 미세먼지가 폐포 속에 들어오면 오히려 약점이 됩니다. 미세먼지는 이 얇은 막을 통과해서 바로 혈액 속으로 들어가버립니다.

◆ 미세먼지가 어린이에게 미치는 영향

먼지 좀 들이마시는 게 뭔 대수냐고 생각할지도 모르지만, 우리나라를 뒤덮은 미세먼지는 그냥 흙먼지가 아닙니다. 자동차 배기가스, 화력발전소에서 석탄, 석유 등 화석연료를 태울 때 생기는 매연, 공장에서 나오는 오염물질 등이 섞여 건강에 매우 해롭습니다. 2013년 세계보건기구는 미세먼지를 1군 발암물질로 지정했습니다. 사람에게 확실히 암을 일으키는 물질이란 뜻입니다. 일단 지정하면 산업계나 일상생활에 미치는 영향이 크기 때문에 어지간한 확신이 없으면 1군 발암물질로 지정하지 않습니다. 독극물이나 다름없습니다. LA나 런던 등 심한 스모그에 시달렸던 도시에서는 일찍부터 대기오염과 건강에 관한 연구를 시작했는데, 당장 생기는 효과보다 장기적으로 질병과 사망에 미치는 영향이 훨씬 크다고 하지요.

미세먼지는 숨 쉴 때 들어오기 때문에 물론 호흡기에 안 좋습니다. 천식이나 호흡기질환이 있는 사람들이 일차적 피해자입니다. 하지만 앞에서 얘기한 것과 같은 방식으로 혈액 속에 쉽게 들어가기 때문에 혈관에도 손상을 입힙니다. 혈관질환, 즉 심근경색, 협심증, 뇌졸중과 직접적인 연관이 있습니다. 뇌에도 침투하여 인지 능력을 떨어뜨린다는 점이 밝혀져 있지요. 눈도 문제입니다. 보통 먼지에 비해 각막손상이 훨씬 심하게 일어난다고 합니다. 피부에도 좋을 리 없습니다. 이렇게 단기적인 문제 외에 발암물질이기 때문에 장기적으로 노출되어 몸속에 쌓이면 당연히 암을 일으킵니다. 특히 어린이의 몸속에 들어가면 더 큰 문제를 일으킬 것이 확실합니다. 어린이는 성인보다 몸이 작고, 성장 발달을 하기 때문에 외부 요인의 영향을 훨씬 크게 받습니다. 게다가 혈액 속에 들어간 미세먼지는 좀처럼 몸에서 빠져나오지 못합니다. 나이가 어릴수록 더 오랫동안 노출되기 때문에 비교적 일찍부터 질병이 생길 수도 있습니다. 실제로 미세먼지 농도가 높은 곳에서 자란 어린이들은 폐 발달이 크게 지연된다고 합니다.

물론 미세먼지가 심한 날은 야외 활동을 삼가고, 밖에 나갔다 돌아오면 바로 몸을 씻는 등의 조치는 중요합니다. 마스크를 사용하고, 실내 환기를 가급적 줄이고, 공기청정기를 쓰는 것도 어느 정도는 도움이 되겠지요. 하지만 공기 자체가 오염되어 있는데 창문을 닫고 공기청정기를 트는 것이 얼마나 효과가 있을지는 의문입니다. 궁극적으로 공기를 깨끗하게 만들어야 한다는 데 이의가 있을 수 없습니다. 우선 원인을 파악해야 하는데 이 부분이 논란입니다. 누구는 중국 탓을 하고, 누구는 우리나라의 오염원이 더 문제라고 합니다. 정부가 중국에 그것 하나를 시원하게 따지지 못한다고 비난하기도 합니다. 하지만 따져서 문제가 해결된다면 얼마나 좋을까요? 사실은 중국도 골머리를 앓고 있습니다. 현재 중국발 미세먼지로 인한 전 세계 사망자 수를 하루 3,000명 정도까지 추산하는데, 당연히 대부분 중국에서 발생합니다. 예, 하루 맞습니다.

◆ 우리는 할 수 있는 것들을 해야 합니다

중국이 사과하고 심지어 보상을 해준다고 해도 공기가 깨끗해지지 않으면 돈이 무슨 소용일까요? 물론 따질 것은 따지고, 협력할 것은 협력해야겠지만 우리는 우리가 할 수 있는 것들을 해야 합니다. 고등어 타령을 하던 정부가 물러나고 새로운 정부가 들어섰습니다. 노후 화력발전소의 가동을 중단하는 조치를 취하는 걸 보니 일단 안심입니다. 관심이 있고, 국민의 소리에 귀를 기울이며, 뭔가 노력을 한다는 느낌이 옵니다. 벽에 대고 외치는 기분은 아니란 거지요. 화석연료 사용을 줄이고, 경유차를 줄이고, 전체적으로 재생가능 에너지 비중을 높이는 쪽으로 정책을 바꿔가기를 진심으로 바랍니다.

하지만 정부가 모든 일을 올바로 한다고 해도 우리는 지금, 이 순간에도 숨을 쉽니다. 무엇 하나 빨리 이루어질 수는 없지만 우리와 아이들의 건강을 생각하면 마음이 조급해집니다. 당장 할 수 있는 것은 없을까요? 거리를 걷다가 차나 오토바이를 유심히 보신 적이 있나요? 공회전하는 차들이 너무 많습니다. 오토바이나 트럭에서 짐을 부릴 때 시동을 끄지 않는 것이 예사입니다. 날씨가 덥다고 에어컨을 켠 채 차 안에서 잠을 자기도 하지요. 아파트 단지를 돌며 장사하는 트럭도 하루 종일 시동을 켠 채 배기가스를 내뿜습니다. 가장 심각한 건 전세버스입니다. 승객들이 돌아왔을 때 냉난방이 잘된 환경을 제공한다며 하릴없이 엔진을 켜놓고 에어컨이나 히터를 돌립니다.

요즘 차들은 성능이 좋아 공회전이 따로 필요 없다는 것은 상식입니다. 금방 가더라도 잠깐 키를 돌려 엔진을 끄면 되는데 왜 그렇게 하지 않을까요? 그냥 나쁜 버릇인 겁니다. 차에 탔을 때 잠깐 덥거나 추운 것을 견디지 못해 오랫동안 발암물질을 내뿜는 것이 정당한 일일까요? 선진국은 공회전을 엄하게 단속합니다. 우리나라에도 규정이 있지요. 하지만 단속인력이 태부족이고, 사람들의 의식이 낮아 단속에 대한 저항이 심하다고 합니다. 우리는 온 국민이 똘똘 뭉쳐 불가능할 것 같았던 정치혁명도 이뤄냈습니다. 당장 숨을 쉬기 위해 공회전을 하지 말자는 시민운동에 불을 붙일 방법은 없을까요? 우리는 한 번 불붙으면 무섭게 해내는 민족성이 있잖아요. 화력발전소를 줄이고, 중국의 상황이 좋아지기를 바라는 건 요원한 일입니다. 하지만 공회전을 줄이는 건 당장 할 수 있고, 효과도 적지 않을 겁니다. 무엇보다 바로 우리 옆에서 미세먼지를 뿜는 오염원이니까요. 일단 시민들의 관심을 끌고 의식을 높일 수 있다면 선박이나 건설기계, 공장 등 미세먼지 배출량이 많은 곳에서도 비슷한 방식을 적용해볼 수 있을 거고요. 당장 나부터 엔진을 끕시다!

02

햄버거병에 대한 명상*

2년 전 여름 '햄버거병'이 화제에 올랐습니다. 유명 체인점에서 햄버거를 먹은 어린이가 장염을 일으켰고, 합병증으로 신장 기능을 잃어 복막투석을 받게 되었다는 것이 요점입니다. 항상 그렇듯 언론은 신장이 90% 손상되었다는 둥, 네 살배기의 배에 구멍을 뚫었다는 둥 선정적인 면만 보도했습니다. 말하기 좋아하는 사람들은 잘잘못을 따져 단죄하는 데만 관심이 있었고요. 당시 수많은 기사와 댓글을 읽으면서 정작 이 사건에서 봐야 하는 걸 놓치고 있다는 생각이 들었습니다. 오염된 음식을 먹어 장염이 생기는 건 이해가 되지만 왜 신장이 손상될까요? 왜 햄버거가 특별히 문제가 될까요? 이런 일이 다시 생기지 않으려면 어떻게 해야 할까요? 우선 대장균 이야기부터 해봅시다.

대장균은 아주 유명한 세균이지요? 여름만 되면 마트에서 파는 채소나 냉면 육수에서 대장균이 검출되었다는 뉴스가 납량특집처럼 보도됩니다. 대장균은 이름 그대로 우리 대장 속에 삽니다. 다시 말해, 대장 속에 대장균이 사는 건 정상입니다. 사실 대장균은 대부분 우리 몸에 이로운 역할을 합니다. '뭐라고? 대장균이 이롭다고?' 예, 그렇습니다. 그런데 왜 식품 오염의 대명사가 됐을까요? 대장에 살기 때문입니다. 대장은 우리가 먹은 음식이 소화되고 남은 찌꺼기가 대변이 되는 곳이잖아요. 그러니 식품에서 대장균이 발견되었다는 건 어디선가 대변에 접촉했다는 뜻입니다. 요즘은 두엄을 쓰지 않으니 가장 흔한 이유는 식품을 다루는 사람 중 누군가가 화장실에 갔다 손을 제대로 씻지 않고 조리를 한 거지요(우웩!).

◆ 대장균계에도 악당이 있어요

사람도 착한 사람, 나쁜 사람이 있듯, 대장균도 대부분 착하지만 나쁜 녀석들이 있습니다. 장에 사는 놈들이니 주로 장염을 일으키고, 바로 옆 동네인 소변길을 침범하여 요로감염도 일으킵니다. 면역이 떨어진 사람에게는 폐렴이나 패혈증을 일으키기도 하지요. 대장균계의 악당은 대략 다섯 가지가 있는데 우리가 주목할 것은 시가독소Shiga-toxin 생성 대장균입니다. 이 녀석은 변종이자, 독종입니다. 변종이란 바이러스에 감염되어 유전자가 변형되었다는 뜻입니다. 변형된 유전자 때문에 시가독소라는 독소를 만들어냅니다. 독종이라고 한 것은 아주 적은 세균만 몸에 들어가도 심각한 병을 일으킨다는 뜻입니다.

　오염된 음식을 통해 이 균이 장에 들어가면 일단 장세포에 단단히 달라붙은 후 세포막에 구멍을 냅니다. 구멍을 통해 시가독소를 주입하면 장세포가 죽으면서 주변에 심한 염증이 생깁니다. 염증이

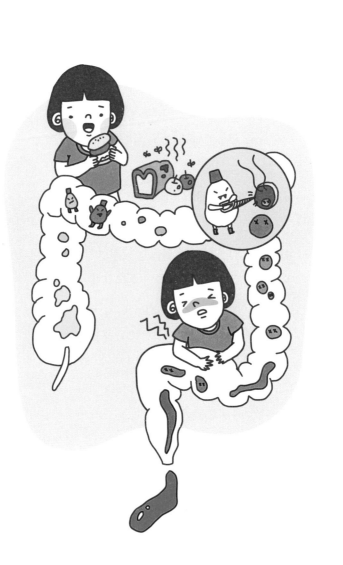

란 병원체와 우리 몸의 면역세포가 전쟁을 벌이는 겁니다. 그 혼란을 틈타 시가독소는 주변의 작은 혈관으로 들어가 혈관벽 세포까지 죽입니다. 장세포가 죽을 때 심한 복통이 생기고, 혈관세포가 죽을 때는 피가 흘러나와 피 섞인 설사를 하게 됩니다. 이런 상태를 출혈성 장염이라고 합니다.

◆ 시가독소와 햄버거병의 본명

시가독소는 아주 독합니다. 환자의 10~15% 정도에서는 피를 타고 온몸으로 퍼집니다. 야비하게도 아주 작은 혈관만 골라 혈관벽 세포들을 죽여버립니다. 우리 혈관은 상처를 입으면 항상 그 부분이 끊어졌다고 생각합니다. 혈관이 끊어지면 피를 흘리게 되고, 피를 많이 흘리면 죽으니까 즉시 끊어진 부분을 때우기 시작합니다. 이때 가장 중요한 역할을 하는 것이 혈소판입니다. 칼에 손을 베도 이내 피가 멎는 것은 혈소판 덕분입니다. 문제는 혈관이 끊어지지 않고 안쪽에 상처가 났을 뿐인데도 혈소판들이 모여들어 피가 굳기 시작한다는 겁니다. 피라는 건 혈관 속에서는 흐르고, 혈관 밖에서는 굳어야 합니다. 혈관 속에서 피가 굳으면 혈관이 막히지요. 이런 식으로 심장의 혈관이 막히면 심근경색, 뇌혈관이 막히면 뇌졸중이 되는 겁니다. 하지만 그건 큰 혈관이 막히는 경우입니다.

　시가독소는 아주 작은 혈관만 건드린다고 했지요? 이때는 상황이 좀 다릅니다. 일단 온몸의 혈관에서 피가 굳으면서 혈소판이 소모됩니다. 당연히 혈소판 수가 줄어들겠죠? 즉, 혈소판 감소증이 생깁니다. 혈관이 완전히 막히기 전까지는 좁아진 틈으로 피가 지나갑니다. 그런데 좁은 틈을 억지로 지나가려다가 적혈구가 찢어지거나 터져버립니다. 어려운 말로 '용혈溶血'이라고 합니다. '적혈구가 녹는다'는 뜻이에요. 적혈구가 자꾸 없어지니까 빈혈이 생깁니다. 우리 몸에서 작은 혈관들이 가장 많이 모여 있는 곳은 어디일까요? 콩팥의 사구체입니다. 사구체라는 말 자체가 실처럼 가는 혈관이 공 모양으로 뭉쳐 있다는 뜻입니다. 시가독소는 작은 혈관을 좋아하는 녀석답게 사구체를 유난히 좋아합니다. 사구체가 손상되면 콩팥 기능이 떨어집니다. 콩팥은 노폐물을 소변에 실어 밖으로 내보내는 기관이지요? 따라서 콩팥 기능이 떨어지면 노폐물이 밖으로 나가지 못하고 몸속에 쌓입니다. 이걸 '요독증'이라고 합니다. '오줌독이 몸에 쌓인다'는 뜻입니다. 정리하면 용혈, 혈소판 감소증, 요독증이 생기는데 이런 병을 '용혈성 요독 증후군'이라고 합니다. 햄버거병은 별명이고, 용혈성 요독 증후군이 본명입니다.

시가독소 생성 대장균에 대해 좀 더 알아봅시다. 대장균은 대장에 살며, 대변을 통해 옮는다고 했습니다. 그런데 시가독소 대장균은 인간의 균이 아닙니다. 본래 소나 돼지의 대장에 삽니다. 소나 돼지의 몸속에 있을 때는 착한 대장균이지만, 인간의 몸속에 들어오면 무시무시한 병원균이 돼버립니다. 동물의 병원체가 인간의 몸으로 건너와 병을 일으키는 것을 '동물원성감염병' 또는 '인수공통감염병zoonosis'이라고 합니다. 인수공통감염병은 신종전염병, 특히 전 세계적인 유행병을 이해하는 데 핵심 열쇠입니다. 에이즈, 에볼라, 독감, 그리고 우리나라를 위기로 몰고 갔던 메르스가 모두 인수 공통감염병입니다.

　동물의 몸속에서 착하게 살았다는 것은 병원체가 아주 오랫동안 진화를 거치며 동물과 공생하는 법을 익혔다는 뜻입니다. 동물과 인간이 각자 서식지에서 서로 방해하지 않고 살았을 때는 동물의 병원체가 인간에게 넘어오는 일이 드물었습니다. 그러나 이제 우리가 만들어낸 기후변화로 인해 동물들은 점점 살 곳을 잃고 있습니다. 우리는 동물이 살던 곳을 빼앗아 집과 공장을 짓습니다. 동물들이 살던 곳을 가로질러 도로를 내고 속도를 즐기다 동물들을 치어 죽이죠. 고기를 위해, 실험을 위해, 심지어 즐거움을 위해서도 동물들을 죽입니다. 보금자리에서 내몰린 동물들이 먹이를 찾아 인간의 주거지로 들어오는 일은 이제 유별난 사건도 아닙니다. 이런 과정에서 알려진, 또는 알려지지 않은 동물 병원체에 감염될 가능성도 갈수록 커집니다. 인류를 멸망으로 몰고 갈 사건으로 기후변화와 전 세계적 유행병을 드는 사람들이 많습니다. 이때 전 세계적 유행병이란 틀림없이 인수공통감염병 중 하나가 될 겁니다.

◆ 진짜 문제는 햄버거가 아닙니다

하지만 소나 돼지는 가축이잖아요? 가축은 우리와 이미 오랫동안 함께 살지 않았나요? 맞습니다. 여기서 기업형 축산이란 문제가 끼어듭니다. 얼마나 즐겨 먹는지 '치느님'이라고 부르는 치킨을 먹기 위해 우리는 닭들을 평생 A4 용지만 한 공간 속에 가둬놓고 키웁니다. 소나 돼지도 마찬가지입니다. 좁은 공간에 밀집된 상태로 사육되는 가축들은 자신이 싼 똥과 오줌 속에서 평생을 보내기도 합니다. 도살 후 고기를 처리하는 과정에는 비숙련 노동자를 씁니다. 서투른 솜씨로 창자를 잘못 건드려 배설물이 범벅이 된 속에서 빠른 시간 내에 많은 양을 발라내기 때문에 고기가 오염되기 쉽습니다. 스테이크 같은 덩어리 고기는 표면이 오염되어도 겉을 불에 굽기 때문에 균이 죽지요. 하지만 햄버거 패티는 질이 나쁜 고기나 지방을 한데 섞어 갈아버린 분쇄육입니다. 대장균이 표면에 묻었다면 갈아 섞을 때 안쪽으로 들어가 버리죠. 그래서 속까지 완전히 익히지 않으면 균이 살아남는 겁니다. 가축을 좁은 공간에 몰아넣고, 축사를 깨끗하게 관리하지 않고, 도축 과정에 비숙련공을 쓰는 것은 모두 고기의 가격을 낮추기 위한 것입니다. 고기에 중독된 우리에게 계속 싼 가격에 고기를 공급하려는 거죠. 그러니 진짜 문제는 햄버거가 아니라 우리의 끝없는 탐욕, 그리고 이윤에 눈먼 자본주의입니다.

저는 가급적 구조와 정의의 문제보다는 개인의 문제를 다루려고 노력합니다. 그쪽이 더 중요해서가 아니라, 구조와 정의의 문제를 바로잡는 데는 시간이 걸리기 때문입니다. 그사이에도 우리는 아이들에게 햄버거를 먹일지 말지 선택해야 합니다. 되도록 피하세요. 위에서 말했듯 햄버거 패티는 스테이크 등으로 쓰지 못할 질 나쁜 고기와 지방을 섞어 만듭니다. 쉽게 맛을 내기 위해 소금과 설탕, 인공감미료를 씁니다. 채소는 상추 한 장으로 면피만 하죠. 용혈

요독 증후군이 아니더라도 피하는 게 좋습니다. 물론 대형 체인 햄버거 이야기입니다. 요즘은 질 좋은 고기로 정성스럽게 만드는 수제 햄버거집도 많습니다. 아이가 별미로 햄버거를 먹고 싶어 한다면 가끔 이런 곳에서 사 먹이거나, 집에서 만들어주세요. 평소엔 엄마아빠도 바쁘니까 주말에 아이와 함께 만드는 겁니다. 채식주의자가 되지는 못하더라도 나의 생존과 즐거움을 위해 동물이 희생된다는 사실을 깨닫고, 모든 소중한 것에는 정성이 필요하다는 교훈을 쉽게 가르칠 수 있는 기회가 되지 않을까요?

---

*   장정일 시인의 시집 《햄버거에 대한 명상》에서 따왔습니다.

덥지 않은 세상에서 아이 키우기

요즘 여름이 참 덥습니다. 너무 덥습니다. 낮에는 더위만으로도 정신이 나갈 지경인데, 밤이 되어도 휴식은 찾아오지 않습니다. 에어컨을 켰다 껐다, 조금 잘 만하면 모기가 달려들고, 창을 열면 매미들은 또 얼마나 그악스럽게 울어대는지요. 거의 매일 잠을 설치니 체력도, 정신력도 바닥입니다. 어린아이를 키우는 부모들은 몇 배더 덥습니다. 자기 몸만 챙기기도 정신이 없는데 끝없이 돌봐줘야 할 일이 생깁니다.

날씨와 기후는 어떻게 다를까요? 저는 1996년부터 제주도에 살았습니다. 병역 대신 3년을 근무했지요. 당시만 해도 소아과와 산부인과 의사는 군대에서 필요 없는 존재라, 주로 공중보건의로 복무했습니다. 서울에 살던 제게 제주도는 정말 천국이었습니다. 무엇보다 기후가 좋더군요. 여름에는 습도가 좀 높을 뿐 그리 덥지 않고, 겨울에도 혹독한 추위는 없었습니다. 공기 좋지, 경치 좋지, 먹을 것 많지, 서울 올라가고 싶은 마음이 싹 달아났습니다. 작은 병원을 열어 10년쯤 그곳에 살았습니다. 감귤과 돌담과 한라산이 어우러져 정겨운 올레길 대신 흉물스러운 4차선 도로가 놓이고, 세계 최고의 천연 생수가 만들어지는 곶자왈 지역에 골프장들이 들어서는 모습을 보았습니다. 그 10년 사이에 여름은 계속 더워지고, 겨울은 계속 추워졌으며, 태풍은 점점 커졌습니다. 해충은 점점 늘고, 신선한 먹거리는 점점 줄었습니다. 특히 여름이 고통스러웠습니다.

◆ 왜 기후가 날씨처럼 변할까요

2008년부터 캐나다 밴쿠버에 삽니다. 처음 왔을 때 천국인 줄 알았습니다. 무엇보다 여름이 덥지 않으니 살 것 같더군요. 에어컨은 고사하고 5년간 선풍기를 딱 한 번 돌렸습니다. 모기도 없고, 매미도 없었습니다. 가까이 울창한 숲이 우거지고, 온갖 꽃이 만발하고, 눈길을 돌리면 한여름에도 녹지 않는 빙하를 하얗게 머리에 이고 선 산꼭대기들이 시원했습니다. 지금은 어떤가요? 여름이면 선풍기 없이 지내기 힘듭니다. 에어컨 견적을 받을 생각입니다. 해마다 가뭄이 들어 엄청난 산불이 나기 때문에 시 전역이 연기로 부옇고, 해와 달이 벌겋게 보입니다. 제한급수의 여파로 꽃과 잔디가 말라갑니다. 빙하는 6월 중순이면 모두 녹습니다. 세계적 관광지라는 로키산맥이나 휘슬러도 여름에는 빙하가 녹아 볼 것이 별로 없습니다. 뉴스를 보면 이제 지구상에 천국은 없습니다.

왜 기후가 날씨처럼 변할까요? 인간의 활동 때문입니다. 여름에 시원하게 지내려고 무분별하게 에어컨을 틀어댄 결과, 우리는 점점 더운 여름을 불러들입니다. 아름다운 경치를 즐기려고 비행기로, 자동차로 지구 반대편을 옆집 드나들듯 돌아다닌 결과, 아름다운 곳이 많이 없어지고 말았습니다. 조금 편하자고 아무 생각 없이 일회용품을 써댄 결과, 태평양에는 제주도 면적의 열 배에 달하는 쓰레기가 떠다닙니다. 좀 더 싸게, 좀 더 많이, 좀 더 쉽게, 좀 더 빨리, 좀 더 편하게…. 우리의 욕망은 끝이 없습니다. 욕망을 너무 쉽게 만족시키는 데 길들여져 이제 이렇게 살아도 되는지에 대해 생각조차 하기 싫습니다. 운동을 안 하면 점점 몸을 움직이기 싫고 힘들어지지요? 생각도 마찬가지입니다. 점점 생각하기가 귀찮아집니다. 그러면 어떻게 될까요? 속아 넘어가기 쉽습니다. 누구한테요? '돈을 손에 쥔' 사람들에게요.

아직도 기후변화가 인간의 활동 때문이란 걸 믿지 않는 사람들이 있습니다. 돈을 손에 쥔 사람들에게 속았기 때문입니다. 얼마 전까지만 해도 그들은 기후가 변한다는 것 자체를 부정했습니다. 이제 아무리 얼굴이 두꺼워도 그런 말은 못 합니다. 기후가 날씨처럼 변하니 아무도 속지 않죠. 그래서 레퍼토리를 바꿨습니다. "기후가 변하는 건 사실이지만 그건 인간의 활동 때문이 아니다. 지구 자체가 원래 더워졌다 추워졌다 하는 거다!" 거짓말입니다. 이 문제는 이미 과학적으로 결론이 내려졌습니다. 하지만 돈을 손에 쥔 자들은 지금까지 해온 것처럼 쉽게 돈을 벌고 싶습니다. 그래서 과학자를 매수하고, 언론인을 사고, 정치인에게 자금을 댑니다. 이 글을 읽으면서 이것 하나는 분명히 알고 갑시다. 기후는 변하고 있으며, 그 변화는 인간의 활동 때문입니다.

그럼 어떻게 해야 할까요? 두 가지 방법이 있습니다. 우선 정치와 세상에 관심을 가지세요. 앞서 얘기했지만 관심을 갖지 않으면 속기 쉽습니다. 얼마나 심각한지 알기도 어렵습니다. 예를 들어볼게요. 트럼프 미국 대통령이 파리협약을 탈퇴했다고 비난이 빗발치잖아요. 왜 그럴까요? 사실 인류가 기후변화의 심각성을 안 지는 오래되었습니다. 그래도 누구 하나 소매를 걷어붙이지 않고 미적거리다 최근에야 도저히 안 되겠으니까 각국 정상들이 모였습니다. 그리고 '지구 온도를 2℃ 이상 상승시키지 말자'고 약속했습니다. 2℃면 별것 아닌 것 같지요? 주변을 둘러보세요. 살기 어려울 정도로 길고 더운 여름, 툭하면 내려지는 오존주의보와 미세먼지 경보, 사상 유례없는 여름 태풍과 겨울 한파는 당장 피부로 느끼는 일입니다. 세계로 눈을 돌리면 곡물 생산 급감, 기근과 전염병, 해수면 상승, 해양오염 같은 문제들이 산적해 있습니다. 그럼 지금까지 지구의 온도는 얼마나 올랐을까요? 산업화 이전에 비해 0.8℃ 올랐습니다. 2℃면 두 배 반이네요. 지금보다 두 배 반 살기 어려워지겠죠? 그런데 미국은 그 약속조차 지키지 않겠다는 겁니다. 이대로 가면 몇십 년 후에는 지구 온도가 섭씨 4℃ 상승할 거라고 합니다. 아시아 남부와 아프리카는 사람이 살 수 없게 될 거라고도 합니다. 현재 인구가 가장 많고 빈곤율이 가장 높은 지역들입니다. 그곳에 사는 수많은 사람들은 삶의 터전을 잃고 떠나는 수밖에 다른 도리가 없습니다.

◆ 아이를 '기획'하며 키우는 시대는 끝났습니다

또 한 가지는 작은 일이라도 실천하는 겁니다. 일회용품을 덜 쓰고,

가까운 거리는 걸어 다니고, 대중교통을 이용하고, 실내온도를 너무 낮거나 높게 두지 않는 겁니다. 일주일에 한 번만 고기를 덜 먹어도 환경에 미치는 영향이 상당히 크다는 걸 입증한 책도 있습니다. 세상에 관심을 갖고 작은 일들을 실천한다고 뭐가 달라질까요? 달라집니다. 일단 누구나 선거와 투표를 통해 나라의 정책에 영향을 미칠 수 있습니다. 돈이 좀 들고 불편해도 환경이 우선이라고 생각하는 사람이 많아지면 각국 정부도 그렇게 움직일 수밖에 없습니다. 무엇보다 우리는 알게 된 것을 아이들에게 가르치고, 작은 일이라도 실천하는 모습을 아이들에게 보여줘야 합니다. 그들이 살아갈 세상에서 우리처럼 실수하지 않도록 말입니다.

육아책에 웬 공자님 말씀? 글쎄요. 아이를 잘 키운다는 것이 과연 뭘까요? 우리는 아이를 너무 사랑합니다. 세상에서 최고로 키우고 싶어 합니다. 그런데 최고가 뭘까요? 지금까지 우리는 경쟁에서 이기고, 남이야 어떻게 되든 내 자식이 자신의 욕망을 되도록 많이, 쉽고 편하게 만족시키며 사는 게 최고라고 생각해온 것 아닐까요? 그래서 어려서부터 아이의 몸과 마음을 경쟁에 최적화되도록 '기획'하려고 하는 것은 아닐까요? 이제 그런 세상은 끝났습니다. 우리가 처한 환경과 생태의 위기는 자신의 욕망을 양보하고, 다른 사람과 생명을 배려하며, 더불어 사는 것만이 생존과 번영과 행복을 지키는 길이란 사실을 끊임없이 일깨워줍니다. 그걸 아이들에게 가르쳐야 합니다. 아이들에게 뭔가를 가르치는 방법은 한 가지밖에 없습니다. 부모가 그렇게 사는 겁니다.

우리는 열을 미워합니다. 하지만 열은 적이 침입했다는 것을 알리는 신호입니다. 열이 나는 걸 보고 우리는 몸에 들어온 세균에 적절히 대처합니다. 우리는 기침을 미워합니다. 하지만 기침 역시 침입자를 기관지에서 몰아내려는 방어작용이자, 적의 침입을 알리는 신호입니다. 우리는 더위를 미워합니다. 하지만 이 불볕더위는 혹시 지구가 우리에게 할 말이 있다는 신호가 아닐까요? 세상에서 가장 소중한 나의 아이와 함께 잠시 지구가 건네는 말에 귀 기울이면 어떨까요? 우리 아이들은 덥지 않은 세상에서 아이를 키울 수 있도록 말입니다.

달걀과 생리대의 시대

살충제 달걀에 이어 발암물질 생리대가 논란입니다. 따지고 보면 생활 속에서 화학물질이 건강을 위협한 것은 어제오늘의 일이 아닙니다. '새집증후군'이란 말이 나온 게 20년쯤 전이지요. 그 뒤로도 먹거리에서 중금속이나 유해한 화학물질이 검출되었다는 소식은 끊이지 않았습니다. 하지만 '즐거운 개탄' 이상의 반응을 일으키지 못했지요. 상황을 바꾼 것은 가습기 살균제입니다. 정부와 기업을 믿고 썼던 제품으로 인해 수많은 사람이 죽고, 다치고, 몸을 못쓰게 되었습니다. 본디 사용해서는 안 되는 물질이었기에 정확히 어디까지가 그것으로 인한 피해인지조차 확실치 않습니다. 그 뒤로 미세먼지와 '햄버거병' 사태를 거쳐 이제는 달걀과 생리대까지 불안과 공포의 대상이 되었으니 참 기가 막힙니다.

비난의 화살은 정부를 향합니다. 하지만 이 문제는 정부 차원에서 해결하기 어렵습니다. 시민건강증진연구소의 논평 〈식품 안전성 위기, 보건당국은 왜 안 보이나〉*를 인용해봅니다.

- 한국에서 식품첨가물로 허가된 품목은 화학적 합성품만 370종 이상
- 올해 초 구제역 방역 대상이 된 장소가 축산농가와 도축장을 포함해 22만 개
- 이번에 검사 대상이 된 산란계 농가만 전국적으로 1,239곳
- 농촌진흥청이 올 상반기에 새로 보급한 농약이 51품목

　입으로 들어가는 식품첨가물이 370종이니 피부에 닿는 옷이나 생리대, 휴지나 기저귀, 몸에 바르는 화장품과 피부관리 용품, 매일 쓰는 생활용품, 집이나 건물에 쓰이는 화학제품은 말할 것도 없습니다. 아무리 선한 의지를 갖고 열심히 한다고 해도 일상적으로 쓰이는 화학물질의 위험을 낱낱이 밝히고 관리하는 것은 정부의 능력을 넘어섭니다.

◆ 느리고 단순하게 살기

어떻게 해야 할까요? 일체의 문명을 거부하고 옛날로 돌아가야 할까요? 그런 일은 가능하지도 않고 바람직하지도 않습니다. 갓 쓰고 도포 입고 직장에 걸어 다니거나, 돌화살로 짐승을 잡으러 산을 누

---

* 　　　http://www.pressian.com/news/article.html?no=166053

빌 수는 없는 노릇입니다. 옛날은 옛날대로 위험과 어려움이 있었습니다. 조선시대 사람들의 평균수명은 40대에 그쳤습니다. 자연으로 돌아간답시고 백신 접종을 피하거나 현대의학적 치료를 거부하는 것은 어리석은 행동입니다. 지금 당장 할 수 있는 것은 일단 느리고 단순한 삶을 추구하는 것입니다. 예를 들게요.

아토피에서 가장 큰 문제는 피부가 건조해진다는 겁니다. 단순하게 대처하라는 건 수많은 보습제 중에서 향이 없는 제품을 선택하라는 것 정도가 되겠습니다. 우리는 향기 나는 물질에 둘러싸여 있습니다. 향기는 원초적인 감정과 연결되기에 상품성을 높이는 데 요긴합니다. 그런데 향기가 나려면 상품의 포장을 벗겼을 때 향을 내는 분자가 공기 중으로 퍼져 우리 코로 들어와야 합니다. 휘발성이 있어야 한다는 겁니다. 그래서 휘발성 유기화합물을 씁니다. 이번에 문제가 된 생리대에 쓰인 물질입니다. 생리대뿐일까요? 휘발성 유기화합물은 향이 나는 섬유나 화장품, 방향제, 세제, 생활용품 등에 널리 쓰입니다. 물론 화학물질이므로 규제도 하고 허용기준도 있습니다(허용기준이 없는 물질도 있고, 산업적 사용은 환경 문제와도 연관이 있지만 일단 생활 주변 얘기만 해봅시다). 하지만 워낙 널리 쓰이다 보니 수많은 물질이 우리 몸으로 한꺼번에 쏟아져 들어오는데 이런 경우에 어떻게 되는지는 잘 모릅니다. 그러니 되도록 피하자는 거지요. 사실 뭔가 해주는 것보다 그냥 두는 것이 나은 경우가 많다는 건 의학의 오랜 진리입니다. 공연히 건강한 아이에게 비타민이나 보약을 먹이거나, 키를 키운답시고 정체불명의 건강식품, 또는 호르몬을 사용하는 것보다 그냥 두는 편이 낫습니다.

시간을 되돌려 옛날로 돌아가자는 주장의 어리석음을 단적으로 보여준 것이 바로 안아키였지요. 약으로 상징되는 현대의학을 거부하고 자연으로 돌아가자는 말을 무리하게 밀고 나가다 보니 아토피에 보습제고 로션이고 바르지 말자, 약도 쓰지 말자고 했던 겁니다. 뭔가 특이하고 대단해 보이잖아요. 그런데 거짓말이란 한번 하면, 점점 큰 거짓말을 해야 막을 수 있습니다. 일단 말이 안 되는 주장을 하고 나니 열이 많아서 그렇다, 긁어서 피부에 큰 상처가 나면 열이 빠져나가니 더 좋다, 이런 식으로 점점 배가 산으로 간 겁니다.

◆ 위기를 기회로 바꾸는 일상

물론 개인 차원에서 느리고 단순한 삶을 추구한다고 문제가 근본적으로 해결되지는 않습니다. 미세먼지가 전국을 덮은 상황에서 창문을 닫아걸고 공기청정기를 돌려도 별 도움이 안 되지요. 하지만 현명한 사람은 위기를 기회로 바꾸는 법입니다. 위험이 일상화된 모습은 두렵고 참담하지만, 반도체를 만들다 백혈병에 걸린 노동자나 원전 주변에 암 유병률이 높다는 통계에 무감하던 시민들이 뭔가 해야 한다는 깨달음을 얻은 것은 문제 해결의 실마리가 될 수 있습니다. 이번에 친환경 농법으로 닭을 키우던 농장의 달걀에서 몇십 년이 지나도 분해되지 않고, 생체 축적이 되는 심각한 악영향으로 40년 전에 사용금지된 DDT가 발견되어 큰 충격을 던졌지요. 1970년대까지 사용했던 DDT가 반백 년이 지나도록 토양에 잔류

했는지, 현재 말라리아 퇴치를 위해 제한적으로 사용이 허용된 지역에서 글로벌화된 교역 네트워크를 타고 흘러들었는지는 아직 모릅니다. 하지만 물질문명의 편리에 길들여져 위험에 무감각해진 우리를 다시 한 번 일깨우는 것은 사실입니다. 무한이윤을 추구하는 자본의 논리에 맞서고, 새로운 삶의 방편을 모색하지 않으면 위험은 기나긴 시간과 머나먼 공간을 가로질러 결국 우리에게 돌아옵니다.

우리는 자유무역, 시장경제, 효율성, 경제성 같은 말을 신봉합니다. 여기에 반기를 들면 불온하거나 심지어 대역죄라도 짓는 것처럼 생각하지요. 원전을 폐쇄하고 태양과 바람의 힘을 이용하자고 하면 현실을 모르는 주장이라고 비웃고, 동물복지를 외치다가도 고기를 덜 먹으라고 하면 코웃음을 치고, 돈을 조금 더 내고 친환경적으로 생산된 물건을 쓰자고 하면 지갑을 움켜쥡니다. 하지만 생존과 안전보다 더 중요한 가치는 없습니다. 그걸 보장하지 못하면 자유무역이고 시장경제고 죄다 쓸데없는 겁니다. 지금 원전을 닫고, 조금 덜 먹고, 불편해도 무엇이든 아껴 쓰며 좀 쩨쩨하게 살아야 합니다. 그러지 않으면 '나의 가장 나종 지니인 것'까지 내주게 될 것이기 때문입니다.

책을 마치며

캐나다 학교에 처음 아이 손을 잡고 찾아갔을 때, 환한 미소로 친절하게 맞아주었던 선생님이 이런 말을 했습니다. "캐나다의 교육 목표는 공부 잘하는 아이, 성공하는 아이를 만드는 것이 아니라 건전한 시민을 키우는 것입니다." 그 말에 머리가 멍해지면서 '정말 좋은 곳을 잘 찾아왔구나' 하는 생각이 들었습니다. 건전한 시민이란 어떤 의미일까요? 건강한 신체와 정신을 지니고 홀로 살아갈 능력을 가지는 것이 첫째요, 홀로 선 후에는 주변을 둘러보고 힘들어하는 사람을 배려할 줄 하는 품성이 둘째입니다. 세계적으로 행복한 나라들은 모두 혼자 독주하는 탁월한 사람을 키우기보다, 가장 늦는 사람 곁에 서서 나란히 보조를 맞추는 사회적 기풍을 지닌 곳들입니다.

우리는 개개인이 참으로 우수하지만 사회 전체적으로는 불행한 나라입니다. 기적적인 경제성장을 이루었지만 개인적 자유, 절차적 공정함, 사회적 정의, 약자에 대한 배려를 챙기지 않은 채 앞만 보고 달려온 대가를 치르는 중입니다. 무한경쟁과 승자독식의 질서

속에 부모는 불안하고 아이들은 불행합니다. 소아과 의사로 일하는 동안 저는 그런 부모와 아이들을 수도 없이 보았습니다.

좋은 육아책은 참 많죠. 상식적이고 객관적인 정보를 알기 쉽게 전달하여 아이 키울 때 옆에 두고 때때로 들여다볼 수 있는 책들 말입니다. 하지만 부모와 아이가 함께 행복할 수 있는 방법을 알려주는 책은 별로 없습니다. 오래전부터 좋은 의사는 좋은 선생이어야 한다고 믿었습니다. 처음에 그 말은 어려운 의학지식을 쉽게 풀어서 설명을 잘 해준다는 뜻이었습니다. 하지만 언제부턴가 부모는 행복하게 아이를 키우고, 아이들은 밝게 자라 행복한 어른이 되는 방법을 알려주어야 한다고 느끼게 되었습니다. 부모가 불안하고, 아이들의 마음이 병들었다면 아무리 병원을 다닌다고 한들 건강할 수 없으니까요.

물론 저 또한 어떻게 하면 궁극적으로 행복해지는지는 모릅니다. 그러나, 적어도 육아와 어린이들의 건강에 관한 한 어떻게 하면 나쁜 결정을 피할 수 있는지, 어떤 것들은 불안해할 필요가 없는지, 어떻게 생각해야 불필요한 걱정에서 벗어날 수 있는지 정도는 충분히 알려드릴 수 있습니다. 그리고 불안과 걱정과 경쟁심에서 벗어날 수 있다면, 그걸 바탕으로 더 행복해지는 길을 함께 궁리해볼 수 있다고 믿습니다. 우선 부모가 정보를 바탕으로 확고한 육아 철학을 가져야 한다는 뜻입니다.

책으로 묶어 놓고 보니 누구나 아는 이야기를 무덤덤하게 늘어놓은 것 같아 부끄럽습니다. 하지만 이 글들을 쓰기 시작한 것은 분노 때문이었습니다. 이 책에 실린 "오줌을 참으면 방광이 커질까요?" 란 글에서 보듯, 의학은 통념과 전혀 다른 경우가 많습니다. 하지만 우리는 대개 통념을 근거로 건강에 관한 결정을 내리죠. 잘못된 통념을 역이용하고 우리 사회 특유의 경쟁 심리와 불안감을 부채질하며 부모와 어린이들을 착취하는 사람들을 보았습니다. 이들에게 맞서려면 무엇보다도 올바른 정보를 알려야 한다는 생각에 글을 썼지만, 이런 사람들은 점점 늘어나는 것 같습니다.

이들의 목표는 두말할 것도 없이 돈입니다. 돈을 벌 수만 있다면 선량한 부모와 어린이들이 손해를 보든, 불행해지든, 심지어 건강을 잃는다 해도 눈 하나 깜짝하지 않습니다. 이들의 속임수를 알아차리고, 거기 말려들지 않으려면 무엇보다 과학적인 사고가 중요합니다. 우리나라에는, 특히 건강과 관련하여, 특히 육아 문제라면 더더욱, 비과학적인 사고가 너무 많습니다. 때로는 의료인들조차 과학성을 갖추지 못한 채 불합리하고 위험한 주장을 내세우기도 합니다. 그래서 이 책에서는 과학적인 배경 지식을 되도록 많이 알려드리려고 했습니다.

철학과 과학은 육아에 있어 두 개의 큰 축입니다. 하지만 전 지구가 환경적 위기에 처한 지금, 사회적으로 건강의 가치가 너무나 쉽게 자본의 논리에 밀려 무시당하는 지금, 우리 아이만 쳐다봐서는 아이의 건강을 올바로 지켜 내기 어렵습니다. 환경과 사회가 건강하지 못한데 그 속에서 살아가는 개인이 건강을 지킬 수 없습니다. 그래서 부모님들께 환경의 문제, 사회의 문제, 정의의 문제에도 관심을 가져주십사 하는 뜻으로 몇 꼭지의 글을 더했습니다.

좀 이상한 육아책이라고 생각하시는 분도 있을지 모르겠습니다. 보기에 따라 이 책에 실린 글들은 때로는 과학 칼럼처럼, 때로는 철학 에세이처럼, 때로는 가벼운 문명 비판처럼 읽힐 수도 있을 겁니다. 하지만 의학을 공부한 사람으로서 아이들의 건강을 지키고, 아이들과 더불어 행복한 세상을 누리기 위해서는 무엇보다 이런 지식과 생각을 전달해야 한다고 믿습니다. 이 책을 즐겁게 읽고, 작은 힌트를 얻고, 새로운 각도에서 아이와 나를 바라보고, 느낀 것들을 함께 생각해볼 수 있다면 글쓴이로서 더 바랄 것이 없겠습니다.

2019년 가을

강병철